ATLAS

DER NORMALEN UND PATHOLOGISCHEN

HANDSKELETENTWICKLUNG

VON

FRANZ SCHMID UND HELMUT MOLL

PROFESSOR, DR. MED.
HEIDELBERG
UNIVERSITÄTS-KINDERKLINIK

DR. MED.
WUPPERTAL
STÄDTISCHE KINDERKLINIK

MIT 113 ABBILDUNGEN
IN 203 EINZELDARSTELLUNGEN

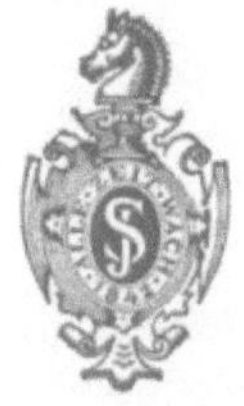

SPRINGER-VERLAG
BERLIN · GÖTTINGEN · HEIDELBERG
1960

ISBN 978-3-642-49117-7   ISBN 978-3-642-85676-1 (eBook)
DOI 10.1007/978-3-642-85676-1

© by Springer-Verlag OHG / Berlin · Göttingen · Heidelberg 1960
Softcover reprint of the hardcover 1st edition 1960

Vorwort

Die radiologische Handskeletdiagnostik ist seit etwa 60 Jahren ein Standardgebiet zum Studium von Entwicklungsstörungen im weitesten Sinne; sie schloß sich an die „anatomische Ära" an, welche Varietäten der Handskeletentwicklung bis in subtile Einzelheiten herausgearbeitet hatte, ohne die Norm exakt umreißen zu können. Die meisten der nachfolgend chronologisch aufgeführten anatomischen und radiologischen Abhandlungen beschränken sich auf die Erstellung von Normen und Variationsbreiten:

GRUBER 1866; RAMBAUD u. RENAULT 1864; PFITZNER 1895; V. RANKE 1896, 1898; HEIMANN u. POTPESCHNIGG 1907; ROTCH 1908; STETTNER 1921/22, 1931, 1935; HASSELWANDER 1921; GÖTT 1924; CARTER 1926; MUNK 1927; BALDWIN 1928; HELLMANN 1928; SAWTELL 1929; UKITA u. HATAI 1929; RUCKENSTEINER 1931; KAMERLING jr. 1932; PRYOR 1935; FLORY 1936; KORNFELD 1936; SIEGERT 1937; TODD 1937; PYLE, DREIZEN u. MANN 1948; SCHMID, F. 1948; GREULICH-PYLE 1950.

Nur wenige dieser Arbeiten greifen die klinische Bedeutung der Ossifikationsstudien oder klinische Teilfragen auf. In einer ersten Zusammenfassung (F. SCHMID: Die Handskeletossifikation als Indikator der Entwicklung, 1948) wurde versucht, die Handskeletentwicklung systematisch auszuwerten. Dieser Darstellung lag ein Material von über 1700 Fällen zugrunde. Der vorliegende Atlas kann nicht nur auf ein größeres Material zurückgreifen, sondern auch durch eine nunmehr 12jährige Sammlung einen weiteren klinischen und entwicklungsbiologischen Rahmen umfassen.

Die Studie gliedert sich in einen Atlasteil und einen klinisch-diagnostischen Teil. Der Atlasteil enthält Angaben über Norm und Variation in bezug auf Alter, Geschlecht und Körpergröße. Entsprechende Übersichtstabellen sind eingefügt. Der Atlasteil bildet die Grundlage zur Beurteilung von Norm und Aberration und ist deshalb auf den praktischen Gebrauch abgestellt. Im zweiten Hauptteil wird die klinische und entwicklungsbiologische Auswertung umrissen; er ist ausführlicher mit Text ausgestattet, um die bislang vernachlässigten Zusammenhänge zwischen Ossifikation und Schicksal der Gesamtentwicklung sowie die daraus sich abzeichnenden diagnostischen Möglichkeiten aufzuzeigen.

Infolge der Vielzahl von 52 (21 Diaphysen, 21 Epiphysen, 8 Carpalia, 2 Sesambeine) im Handbereich vorhandenen Knochenelementen reicht die Handaufnahme für die Routineuntersuchung bei angeborenen, endokrinen und exogenen Entwicklungsstörungen in der Regel aus. Die oft erhobene Forderung für Ossifikationsstudien die Skeletteile des ganzen Körpers oder einer Körperhälfte heranzuziehen, ist vom wissenschaftlichen Standpunkt aus wohl zu begründen, für den praktischen Gebrauch nicht nötig, zu kostspielig und nicht zuletzt wegen der damit verbundenen Strahlenbelastung nicht harmlos; solche umfassende Skeletdarstellungen sollten deshalb auf indizierte Einzelfälle beschränkt bleiben.

Abbildungen und Darstellungen liegt ein Material von mehr als 4000 Handskeletaufnahmen zugrunde. Diese Aufnahmen entstammen dem Röntgenarchiv der Univ.-Kinderklinik Heidelberg (1933—1958) und der Städt. Kinderklinik Wuppertal (1957 bis 1958).

Heidelberg und Wuppertal, Januar 1960   F. SCHMID   H. MOLL

Inhaltsübersicht

I. Norm und Variation der Handskeletentwicklung

1. Zusammenhänge zwischen Skelet und Entwicklung

a) Begriff und Definition der Entwicklung

Wenn die Ossifikation des Handskelets als Indikator der allgemeinen Entwicklung des Kindes und Jugendlichen von der Geburt bis zur Geschlechtsreife dargestellt wird, so ist es unumgänglich, die allgemein biologischen Grundzüge organismischer Entwicklung überhaupt kurz zu skizzieren. Die theoretische Kenntnis ihres prinzipiellen Ablaufs ist die Voraussetzung dafür, daß die Beschäftigung mit Problemen der kindlichen Entwicklung, die dem Arzt gewöhnlich durch konkrete klinische Fragestellungen diktiert wird, auch praktisch optimal ergiebig ist. Wenn W. ZELLER in seinem Buch ,,Konstitution und Entwicklung'' das geringe Interesse der Medizin am Problem der Entwicklung überhaupt, also des gesunden Kindes und Jugendlichen, feststellt und es erklärt aus der Inanspruchnahme der Medizin durch die Probleme der Pathologie, indem ihre erste Aufgabe die Erkennung und Bekämpfung des Krankhaften sei, so trifft das letztere auch für die folgende Darstellung durchaus zu. Sie umreißt daher nur die für das Verständnis des Problems ,,Kindliche Entwicklung, Entwicklungsstörungen und Handskelet'' wichtigen Voraussetzungen, ohne auf detailliertere Fragestellungen der Entwicklungsbiologie einzugehen.

Eines der Grundkriterien des Lebens stellt neben den Erscheinungen der Reizbarkeit und des Stoff- und Energiewechsels das Phänomen der Entwicklung dar. Darunter wird die Summe von *Differenzierungs-, Wachstums- und Formbildungsvorgängen* verstanden, die sich am lebenden Organismus von der Keimbildung bis zum Tode abspielen. Dabei bedeutet *Differenzierung* das Sichtbarwerden struktureller Verschiedenheiten im vorher homogenen Baumaterial des Organismus; *Wachstum* heißt quantitative Zunahme (an Größe, Gewicht, Fläche usw.), und *Formbildung* ist das Entstehen spezieller und typischer äußerer Formen.

Bis zur Erreichung der vollen Geschlechtsreife ist die körperliche Entwicklung progressiv — biologisch gesehen, ist das Ziel aller individuellen Entwicklung die Fortpflanzung —, und nach der Periode der Fortpflanzungsfähigkeit wird die Entwicklung im Sinne des Alterns (als Beendigung der Differenzierung, Stillstand des Wachstums und Erstarrung der Formen) regressiv. Der Zeitpunkt der Geburt stellt unter diesem entwicklungsgeschichtlichen Aspekt kaum eine wesentliche Zäsur in der individuellen Entwicklung dar.

Die Beurteilung der körperlichen Entwicklung ist ein Problem von erheblichem theoretischem und mehr noch praktischem Interesse. Während sich die Embryologie mit den theoretischen Fragestellungen der pränatalen Individualentwicklung in deskriptiver, vergleichender und entwicklungsmechanischer Hinsicht befaßt, ist die Beurteilung der postnatalen Entwicklung bis zur Geschlechtsreife hauptsächlich für die Pädiatrie, die regressive Altersentwicklung für die Geriatrie von Bedeutung.

Die progressive Entwicklung des Kindes ist durch einen relativ rascheren Ablauf gegenüber dem Erwachsenen gekennzeichnet. Nicht nur der tatsächliche Entwicklungsunterschied, sondern auch diese größere Entwicklungsgeschwindigkeit mit ihrer relativ schnellen Veränderung hinsichtlich Differenzierung, Form und Masse, machen die besondere Eigenart des Kindes gegenüber dem erwachsenen Menschen aus, wie denn überhaupt die Entwicklung um so schneller sich vollzieht, je jünger ein Organismus ist: In der Embryonalzeit wird ja, wenn auch nicht mit der apodiktischen Strenge des Haeckelschen biogenetischen Grundgesetzes, eine ganze phylogenetische Ahnenreihe rekapituliert.

Mit diesem verstärkten Entwicklungsimpuls hängt das häufiger mögliche Auftreten von Entwicklungsstörungen im Kindesalter zusammen. Wodurch kommen nun solche Entwicklungsstörungen zustande? Was für Faktoren steuern und beeinflussen die Entwicklung?

Die letzte Frage nach der Ursache des Entwicklungstriebes hat manche Formulierung — Entelechie (ARISTOTELES), Systemgesetzlichkeit (BERTALANFFY), Gestaltungsmacht (PORTMANN), Selbstentfaltungstrieb —, aber bis heute keine Lösung gefunden. Steuernd wirken auf die Entwicklung erblich verankerte, artgemäße, hochmolekulare Protoplasmastrukturen ein, die bereits durch Mutationen präembryonal verändert werden können, wie das Beispiel der Erbkrankheiten zeigt. In der embryonalen Phase zeigt die Entwicklung Abhängigkeit von Umgebungseinflüssen innerhalb des Keimlings; ein Beispiel dafür ist die sog. Induktionsleistung des Organisators (SPEMANN, MANGOLD). Auch gewisse chemische und physikalische Reize können induzierend wirken. Hier setzen die Fragestellungen der Teratologie (Mißbildungslehre) ein. In der postnatalen Zeit tritt als maßgeblich steuerndes System das hormonale hinzu. Sind also kindliche Entwicklungsstörungen nicht bereits durch genetische Faktoren oder embryonale Einflüsse verursacht, so richtet sich die Aufmerksamkeit auf das Endocrinium; hier spielen der Hypophysenvorderlappen (Wachstumshormon Somatotropin), die Schilddrüse, die Nebennierenrinde und die Keimdrüsen in der Beeinflussung der somatischen Entwicklung zusammen. Die Rolle des Thymus ist dabei bis heute nicht geklärt.

Schließlich kann die postnatale Entwicklung eine — im ganzen gesehen, jedoch meist nur sehr geringfügige — Beeinflussung durch peristatische Faktoren erfahren; Infektionen, Ernährung, soziales Milieu, Jahreszeit und Klima können eine Rolle spielen.

b) Entwicklung des Kindes

Die kindliche Entwicklung, wie alle organismische Entwicklung nicht linear, sondern mit wechselnder Geschwindigkeit, also periodisch verlaufend, wird meistens in erster Linie als körperliches Wachstum gesehen, worunter quantitative Zunahme und äußere Formbildung verstanden werden, also zwei der anfangs genannten drei Teilfaktoren der Entwicklung. Die Differenzierung tritt demgegenüber in der postnatalen Entwicklung etwas zurück, spielt aber durchaus noch eine Rolle. So ist z. B. das Auftreten der postnatalen Verknöcherungszentren, wie es im Handwurzelbereich eine der Grundlagen unserer Entwicklungsbeurteilung bildet, ein Differenzierungsvorgang, indem weniger differenziertes Knorpelgewebe durch Knochengewebe ersetzt wird.

Nach der Geburt tritt zum somatischen Entwicklungsbegriff derjenige der geistigseelischen Entwicklung hinzu. Sie ist im vorliegenden Zusammenhang als parallel mit der progressiven Corticalisierung erfolgend und damit in mannigfacher Korrelation zur somatischen Entwicklung stehend nur zu erwähnen, ohne daß auf die Entwicklungstheorien der Psychologie des Kindesalters eingegangen werden muß.

Für den Arzt ist die Kenntnis der Gesetzmäßigkeiten der kindlichen Entwicklung, die sichere Beurteilung des Entwicklungsstandes eines Kindes und damit die Erkennung pathologischer Zustände und ihre Behandlung von großer Bedeutung. Er bedient sich dabei in Maß und Zahl festlegbarer Entwicklungsnormen, die massenstatistisch durch Errechnung von Durchschnittswerten aus Querschnittsuntersuchungen einer großen Zahl von gesunden Kindern für bestimmte Altersstufen ermittelt wurden.

c) Gebräuchliche Entwicklungsnormen

1. Die einfachsten Anhaltspunkte zur Beurteilung der körperlichen Entwicklung stellen *Länge und Gewicht* dar. Sie finden daher in Form von Alter-Längen-Gewichts-Tabellen, heute fast ausschließlich mit Angabe der mittleren quadratischen Abweichung oder in dementsprechender Percentil-Anordnung, ausgedehnte Verwendung. Der punktuelle Mittelwert allein hat wenig praktischen Wert, da die physiologische Variationsbreite

vor allem des Körpergewichts, aber auch der Körpergröße, recht erheblich ist. Diese große Variationsbreite rührt daher, daß Gewicht und Länge relativ empfindlich auf peristatische, noch nicht pathologische Einflüsse reagieren. Dies ist für die Beurteilung des autonomen, genetisch und endokrin gesteuerten Wachstums ungünstig: Die viel enger korrelierten, daher aber weniger streuenden Wachstumsstörungen bei leichten genetischen oder endokrinen Fehlern werden von der breiten, durch äußere Ursachen bedingten physiologischen Streuung überdeckt.

Trotzdem haben die einfachen Maße von Körpergröße und Gewicht in der Entwicklungsbeurteilung des Kindes ihren festen und berechtigten Platz.

2. *Brust- und Bauchumfang.* Diese Maße zeigen Streuungen, die vornehmlich durch konstitutionelle Faktoren zustande kommen.

3. *Kopfumfang.* In erster Linie Ausdruck des Wachstums und pathologischer Zustände des Gehirns.

4. *Dentition.* Die relativ große Streuungsbreite der Entwicklung sowohl des Milch- wie des bleibenden Gebisses ist bekannt. Außerdem ist der Zusammenhang mit den die Allgemeinentwicklung stimulierenden Faktoren nicht sehr eng.

5. BENNHOLDT-THOMSEN hat darauf hingewiesen, daß schließlich alle möglichen Messungen am Körper des Kindes (Keimdrüsen, innere Organe) zur Entwicklungs- und Wachstumsbeurteilung herangezogen werden könnten. Die entscheidende Frage ist jedoch die, inwieweit solche Partialentwicklungen als Indikator für die Gesamtentwicklung gelten können.

Die Schwierigkeit einer allgemeinen Entwicklungsbeurteilung an Hand der oben angeführten Wachstumsnormen liegt im wesentlichen darin, daß entweder ihre Reaktion auf peristatische Einflüsse und damit ihre physiologische Streuungsbreite zu groß ist, so daß ihre direkte Abhängigkeit von den genetischen oder endokrinen Entwicklungsimpulsen nicht deutlich genug zum Ausdruck kommt, oder daß sie mehr Kriterien für partielle Entwicklungen (Gehirnentwicklung und Schädelknochenentwicklung beim Kopfumfang, konstitutionsmäßig bedingte Streuungen bei Brust- und Bauchumfang), nicht aber für die Gesamtentwicklung darstellen.

Nun erscheint eine Beziehung besonders eng, nämlich die zwischen der allgemeinen Entwicklung und der des Skeletsystems; zum Teil kommt diese Beziehung auch in dem Maß der Körperlänge zum Ausdruck, denn durch die Knochenlängenmaße bestimmt das Skelet direkt die Körpergröße. Die Beziehungen zwischen Entwicklung, Entwicklungsstörungen und Skelet beruhen aber vornehmlich auf der gemeinsamen geweblichen Herkunft des Skeletes und des für Wachstum und Entwicklung wichtigen Gefäß-Bindegewebssystems aus dem mittleren Keimblatt.

Es lag daher nahe, die röntgenologisch erfaßbare Knochenentwicklung zur Abschätzung des allgemeinen Entwicklungsstandes zu verwerten.

d) Skeletentwicklung und „Knochenalter"

Die Knochenentwicklung läuft mit dem *Auftreten von Ossifikationszentren, mit Größenwachstum und äußerer Formgestaltung* nach einem bestimmten, relativ wenig variierenden Zeitplan ab. Diese drei Entwicklungskomponenten entsprechen den anfangs zitierten Grundäußerungen jeder Entwicklung: Differenzierung, Wachstum und Formbildung. Terminologisch ist es zweckmäßig, unter Differenzierung in diesem Zusammenhang nur das *Auftreten von Verknöcherungszentren* zu verstehen; diesem Vorgang liegt ja der Ersatz präformierenden Knorpels durch Knochen zugrunde, was nichts anderes ist als röntgenologisches Sichtbarwerden struktureller Verschiedenheiten im Baumaterial des Organismus; dies aber ist definitionsgemäß Differenzierung.

Die Knochenentwicklung beginnt im zweiten Embryonalmonat mit der Ossifikation der Clavicula als erstem Knochen des ganzen Skelets und findet mit 17 (Mädchen) bzw. 21 Jahren (Knaben) ihren Abschluß mit dem Verschmelzen der letzten Epiphysenfugen an den langen Röhrenknochen. Bei der Geburt sind die platten Knochen, die Diaphysen der Röhrenknochen, der distale Femurepiphysenkern und die Kernanlage von Talus und Calcaneus verknöchert, während bis zur Pubertät die Epiphysen und die Hand- und restlichen Fußwurzelknochen ossifizieren. Diese nach der Geburt im Laufe der Kindheit sich bildenden Knochenzentren können also, röntgenologisch erfaßbar, wegen der Gesetzmäßigkeit sowohl ihres zeitlichen Auftretens als auch ihres Wachstums und ihrer Formbildung zur Entwicklungsbeurteilung des Gesamtorganismus herangezogen werden.

Es wäre nun möglich, alle diese Skeletregionen radiologisch darzustellen und im Vergleich mit a) Normbildern oder b) aus der Anzahl der vorhandenen Knochenzentren im Vergleich mit Sollwerten das Knochenalter (Ossifikationsalter, bone age) zu ermitteln. Solche Verfahren, die eine großzügige Anwendung der Röntgenstrahlen voraussetzen,

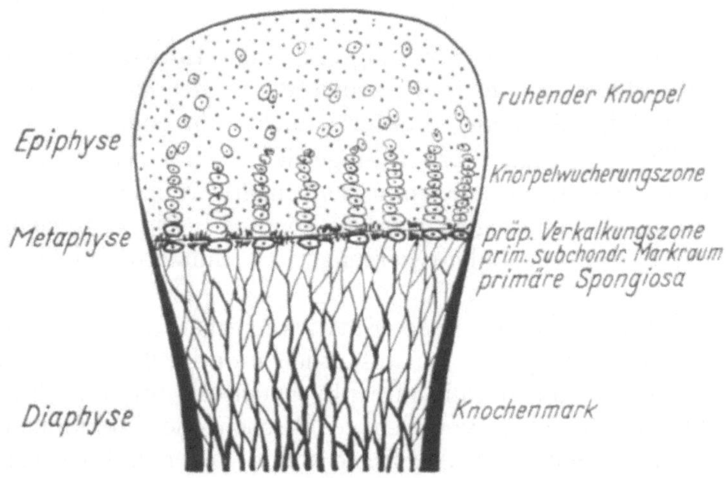

Abb. 1. Schema der enchondralen Ossifikation

sind vor allem in Amerika entwickelt, so von SONTAG und CAFFEY, die eine ganze Körperhälfte röntgen (später auch in Skandinavien von ELGENMARK empfohlen) und von TODD, der ebenfalls außer der Hand noch Ellbogen, Schulter, Knie und Hüfte beurteilt.

Im Hinblick auf die Strahlenbelastung muß man diesen Verfahren jedoch mit Zurückhaltung begegnen. Zudem steht in einem eng umschriebenen Skeletabschnitt, nämlich dem Handskelet, eine Region zur Verfügung, die, bei Auswertung aller gegebenen Möglichkeiten, als repräsentativ für das Gesamtskelet und als Indikator für die Gesamtentwicklung von der Geburt bis zum Abschluß der Geschlechtsreifung gelten kann. Für die seit der Entdeckung der Röntgenstrahlen eingeführte Beurteilung der Entwicklung nach dem Radiogramm des Handskelets sind folgende Gründe anzuführen (nach SCHMID):

1. Neben den kurzen Röhrenknochen und deren Epiphysenkernen liegen im Handwurzelbereich 11 im Laufe der ersten 10 Lebensjahre auftretende Ossifikationszentren beisammen, die in ihrem gegenseitigen Differenzierungs-, Größen- und Formverhältnis eine reich abgestufte diagnostische Unterlage bieten.

2. Wie bei keinem anderen Skeletabschnitt ist es durch filmnahe und filmparallele Lagerung der Hand möglich, weitgehend größengetreue und form- und strukturscharfe Radiogramme zu erhalten.

3. Selbständige Knochenkerne (Carpalia), Epiphysenkerne und Verschmelzung der Epiphysenlinien bieten neben ihrer gemeinsamen groben Parallelität zur Entwicklung eine Reihe unterschiedlicher Beziehungen zu den einzelnen Faktoren derselben (z. B. Längenwachstum, geistige Entwicklung), durch welche die diagnostischen Möglichkeiten eine erfreuliche Bereicherung erfahren.

4. Außerdem kann auf der Handskeletaufnahme die Handlänge gemessen und bei metrischen Aberrationen diagnostisch verwertet werden.

5. Vergleicht man die Zahl der Knochenelemente im Handbereich (z.B. bei einem 5jährigen Kinde 48) mit der Zahl der Ossifikationszentren einer Körperhälfte (nach der Methode von SONTAG 56—61), so wird deutlich, daß die Ausdehnung der radiologischen Darstellung auf eine Körperhälfte keinen wesentlichen Gewinn bringt.

Die Beurteilung des Handskeletradiogramms eines Kindes zur Feststellung seines Entwicklungsstandes bzw. Knochenalters geschieht im Vergleich mit Normbildern und Normzahlen, welche durch Querschnitts- und Längsschnittsuntersuchungen, also massen- und individualstatistisch, ermittelt sind. Die Normbilder geben einen optischen Gesamteindruck des für die jeweilige Altersstufe durchschnittlichen Handskelets, die Normzahlen geben sowohl Zeitpunkte, an denen die Knochenkerne auftreten, als auch Größenmaße an, die dem jeweiligen Wachstumsstand der Knochenkerne entsprechen.

Ehe wir auf die von uns aufgestellten Normbilder und -zahlen eingehen, sei die historische Entwicklung der Forschung über die Handskeletossifikation und ihre praktische Anwendung kurz dargestellt.

e) Historisches über die Ossifikationsstudien

Die systematische Untersuchung der Handskeletossifikation begann noch vor der Röntgenära in der zweiten Hälfte des vorigen Jahrhunderts und war Objekt anatomischer Forschung im Rahmen der damals aktuellen entwicklungsgeschichtlichen Fragestellungen. Die besonderen Bedingungen der anatomisch-histologischen Arbeitsmethode, die Untersuchung an der Leiche mit der Unmöglichkeit, spätere Entwicklungsstadien bei demselben Individuum zu verfolgen, die Schwierigkeit, millimetergroße Ossifikationszentren mit den gelegten Schnitten sicher zu erfassen — all das macht die stark variierenden Angaben jener frühen Abhandlungen verständlich (GRUBER 1866, PFITZNER 1895, RAMBAUD und RENAULT 1864). Das Capitatum wurde als erster Handwurzelkern verknöchert gefunden, die Angaben des Zeitpunktes schwanken jedoch zwischen dem ersten und dritten Lebensjahr; als zweiten Kern fand man das Hamatum ossifiziert; das Triquetrum trat nach damaliger Meinung erst zwischen dem zweiten und fünften Lebensjahr auf.

Mit der Entdeckung RÖNTGENS im Jahre 1895 begann eine neue Ära der Erforschung der Handwurzelossifikation wie der Entwicklung des Skeletsystems überhaupt. H. v. RANKE wies als erster auf die Bedeutung der röntgenologisch erfaßbaren Ossifikationsgesetzmäßigkeiten der Handwurzel für die Altersbestimmung und die gerichtliche Medizin hin (1898). In der Folgezeit übernahmen fast ausnahmslos Pädiater die röntgenologische Erforschung der Handskeletentwicklung. 1906 erschien von HEIMANN und POTPESCHNIGG aus der Pfaundlerschen Klinik ein Bericht über die Auswertung von 100 Röntgenogrammen, wonach zwei Kerne bis zu 18 Monaten und drei bis vier Kerne bis zum Abschluß des vierten Lebensjahres gesehen wurden; auf Grund der vielen Unregelmäßigkeiten, die diese beiden Autoren fanden, sprachen sie der Untersuchung der Ossifikation des Handskelets zunächst jede praktische Bedeutung ab. Aus dieser Zeit stammen auch die ersten amerikanischen Arbeiten über die röntgenologische Darstellung der Handskeletentwicklung (PRYOR 1905, ROTCH 1908).

In den zwanziger Jahren begannen Arbeiten an statistisch größerem Material, und die Fragestellungen erweiterten sich von der reinen Festlegung des zeitlichen Auftretens der verschiedenen Kerne auf Fragen der Größenentwicklung und der Pathologie. STETTNER warf 1920 und 1921 an Hand von insgesamt 700 Radiogrammen Fragen normaler und pathologischer Handskeletentwicklung auf, wobei erstmalig Beziehungen zur Körpergröße, Geschlechtsunterschiede, Abhängigkeit von sozialem Milieu und Konstitution, Einflüsse des innersekretorischen Systems und diagnostische Möglichkeiten präzisiert wurden. MUNK gab 1927 erstmalig Größenwerte in Form von Durchmessern der Handwurzelkerne heraus, die an 300 Aufnahmen gewonnen waren. 1928 folgten BALDWIN et al.

in Amerika mit Messungen der Oberfläche von Knochenkernen. Weitere Beiträge aus
dieser Zeit stammen von GÖTT, HASSELWANDER, SAWTELL und RUCKENSTEINER.

1935 erschien dann der erste „Atlas der normalen Ossifikation der menschlichen
Hand" von SIEGERT, 1937 folgte TODD mit dem „Atlas of Skeletal Maturation (Hand)"
in Amerika. Mit diesen Werken standen nun erstmalig Normbilder zur Verfügung, die
in größerem Umfang eine praktische Anwendung des Verfahrens in der Klinik ermöglichten.
So verdienstvoll aber die Siegertsche Arbeit vor 25 Jahren war, indem sie einerseits das
vorhandene Wissen über die Handskeletentwicklung in großen Zügen skizzierte und andererseits ein Bildmaterial von 150 Radiogrammen als Auswahl aus 444 röntgenologisch
untersuchten Handskeleten kasuistisch darstellte, so müssen doch gewisse Grundan-
schauungen SIEGERTS wie auch eine Reihe von Deutungen, die er seinen Befunden gab,
als überholt gelten. So existierte für ihn z. B. noch der Idealbegriff „normales Kind"
als eine durch bestimmte punktuelle Maße (Größe, Gewicht, Ossifikationsstand usw.)
festlegbare Größe. Er verlangte, daß übergroße und überkräftige Kinder sowie klein-
wüchsige, betreffs des „normalen Durchschnitts", nicht zu berücksichtigen seien. In der
Folgezeit setzte sich die Erkenntnis durch, daß auch solche Grenzfälle, sofern sie nicht
krankhaft sind, in die statistische Aufbereitung mit einbezogen werden müssen und daß
dadurch schließlich die Norm sich als eine mehr oder weniger große Variationsbreite,
ausgedrückt durch den Mittelwert und seine Standardabweichung, ergibt. Die Wichtig-
keit der normalen *Variation* ist im Zusammenhang mit der Ossifikation schon 1931 von
RUCKENSTEINER in seinem ausgezeichneten Buch über „Die normale Entwicklung des
Knochensystems im Röntgenbild" betont worden.

Die konsequente Beachtung dieses Prinzips mit der damit verbundenen Anwendung der
statistischen Technik des Durchschnittswertes und seiner Standardabweichung ist aber
erst in der folgenden Periode von angloamerikanischen Autoren eingehalten worden, die
mit einer Reihe von Arbeiten in den dreißiger und vierziger Jahren die führende Rolle
auf dem Gebiet des „bone age" übernahmen (FLORY 1936, KELLY 1937, VOGT und VIK-
KERS 1938, GREULICH und PYLE 1950). Zur Kritik des von den beiden letzteren Autoren
herausgegebenen Atlas der Handskeletentwicklung ist allerdings zu sagen, daß gerade
dieses Werk nur Durchschnittsbilder und keine physiologischen Varianten enthält;
weiterhin macht sich die nicht klinische Einstellung der Autoren — sie sind Anatomen
und Anthropologen — bemerkbar.

Erst nach dem letzten Kriege sind in Deutschland die Fragen der Skeletentwicklungs-
röntgenologie durch die Arbeiten von F. SCHMID wieder aufgegriffen und weiterentwickelt
worden. Neben zusammenfassenden Publikationen stehen die Aufstellungen neuer
Normtabellen für Differenzierung und Größenentwicklung der verschiedensten Ossifikationszentren des Skeletsystems, insbesondere auch des Handskelets. Auch die Pathologie der Handskeletentwicklung wurde bearbeitet; hier sind besonders wichtig die Er-
kenntnisse über Zusammenhänge zwischen cerebralen Affektionen und Handskelet,
welche die Notwendigkeit aufgezeigt haben, alle solche Fälle aus dem statistischen
Material zur Normbestimmung der Ossifikation herauszunehmen, da sie zu einer unberechtigten Erweiterung der Variationsbreite führen, wie man an vielen früheren Normangaben sehen kann.

2. Material und Methodik

a) Material

Den folgenden Abbildungen und Darstellungen liegt ein Material von insgesamt etwa
4000 Handskelet-Radiogrammen zugrunde. Annähernd die Hälfte erstreckt sich auf
pathologische Fälle. Das zur Ermittlung von Normwerten und Normbildern mit Ein-
schluß der physiologischen Variation bearbeitete Material gliedert sich zahlenmäßig
folgendermaßen auf:

Es wurden untersucht zur Festlegung der Differenzierungsnorm der Carpalia 500 Radiogramme, der Größennorm der Carpalia 700 Radiogramme, der Handlänge 424 Radio-

gramme, des metrischen Verhältnisses der Phalangen 470 Radiogramme, insgesamt also 2094 Radiogramme.

Das Hauptgewicht unserer Norm-Untersuchungen lag auf der Größenausmessung der Handwurzelkerne; es wurde die größte Höhe (in kranio-caudaler Richtung) und der senkrecht darauf stehende Breitendurchmesser registriert. Auf diese Weise ergab sich nicht nur das Größenwachstum und die Formentwicklung der Kerne, sondern gleichzeitig auch die Differenzierung, also die zeitliche Reihenfolge ihres Auftretens.

Statistisch wandten wir die Technik des Durchschnitts und der Standardabweichung (arithmetischer Mittelwert $\pm \sigma$) an. Mit diesen Zahlen ist der Normbereich einwandfrei definiert. Es ist bei der statistischen Beurteilung der Knochenentwicklung üblich, die Standardabweichung mit $1\,\sigma$ zu begrenzen, anders als bei der statistischen Beurteilung anderer Wachstumsphänomene, z.B. Größe und Gewicht, bei denen der Normbereich durch $\pm 2\,\sigma$ begrenzt wird; dieser Bereich von $\pm 2\,\sigma$ umfaßt 95% aller Normalindividuen einer Population. Der Grund für die Beschränkung des Normbereichs bei der Knochenentwicklung auf $\pm 1\,\sigma$, der an sich nur 68% der Population erfaßt, liegt darin, daß man bei der Normermittlung nicht alle die Fälle eruieren kann, die durch frühere nutritive Störungen oder Krankheiten nachwirkende Einflüsse auf die Knochenentwicklung haben können; man schließt sie daher statistisch durch die Reduzierung des Normbereichs auf $\pm 1\,\sigma$ aus. Außerhalb dieses Bereichs muß an pathologische Ursachen gedacht werden.

b) Differenzierung, Größen- und Formentwicklung

Differenzierung der Handwurzel- und Epiphysenkerne. Zur allgemeinen topographischen Orientierung über die Lage der Handwurzelkerne, der Metacarpal- und Phalanxepiphysen diene die Abb. 2, die das Handskelet eines 9jährigen Mädchens zeigt.

Die Reihenfolge des Auftretens der Handwurzelkerne (denen wir im allgemeinen auch die beiden distalen Epiphysenkerne von Radius und Ulna zuzählen) ist genetisch determiniert und bei gesunden Kindern mit überwiegender Regelmäßigkeit folgende: Capitatum (3. Lebensmonat), Hamatum (3.—4. Monat), Radiusepiphyse (12. Monat), Triquetrum und Daumenepiphyse (Anfang bis Mitte des 3. Lebensjahres), Lunatum (4. Lebensjahr), Multangulum majus, Multangulum minus und Naviculare (5. Lebensjahr), Ulnaepiphyse (8. Lebensjahr), Pisiforme (9. Lebensjahr). Zeitliche Unregelmäßigkeiten in der Differenzierung können gelegentlich bei folgenden Kernen vorkommen: Triquetrum, Lunatum, Multangulum majus, Multangulum minus, Naviculare; bei den Epiphysen: proximale Epiphyse der Phalanx II, III, IV, I und Mittelphalanx V.

Einen schematischen Überblick über die normale Entwicklung des gesamten Handskelets gibt Abb. 27.

In Abb. 3 haben wir die Differenzierung der Handwurzelkerne und der Epiphysen mit ihrer Variationsbreite vom Zeitpunkt des ersten Auftretens bis zur Konstanz dargestellt. Der wichtige Zeitpunkt des häufigsten Auftretens liegt jeweils etwa in der Mitte der ansteigenden Linie. Außer unseren eigenen Ergebnissen haben wir, besonders hinsichtlich der Epiphysenkerne, Angaben aus der Literatur verwertet (MILMAN und BAKWIN, SAWTELL, ELGENMARK). Vergleichsweise haben wir die von STUART und STEVENSON für Knaben und Mädchen getrennt zusammengestellten Ossifikationstermine, die sehr weit streuen, in Tabelle 1 angeführt.

Wie die Abb. 3 zeigt, werden die Variationsbreiten mit zunehmendem Alter größer, während sie in den ersten Lebensjahren klein sind. Während daher im Säuglings- und Kleinkindesalter die *Differenzierung* bei der Beurteilung der Handskeletentwicklung im Vordergrund steht, richtet sich im Schulalter die Aufmerksamkeit mehr auf die *Größen- und Formentwicklung* der Knochenkerne.

Größen- und Formentwicklung der Handwurzelknochen. Mit gleicher Regelmäßigkeit wie die Differenzierung erfolgt auch das *Größenwachstum und die dabei sich vollziehende*

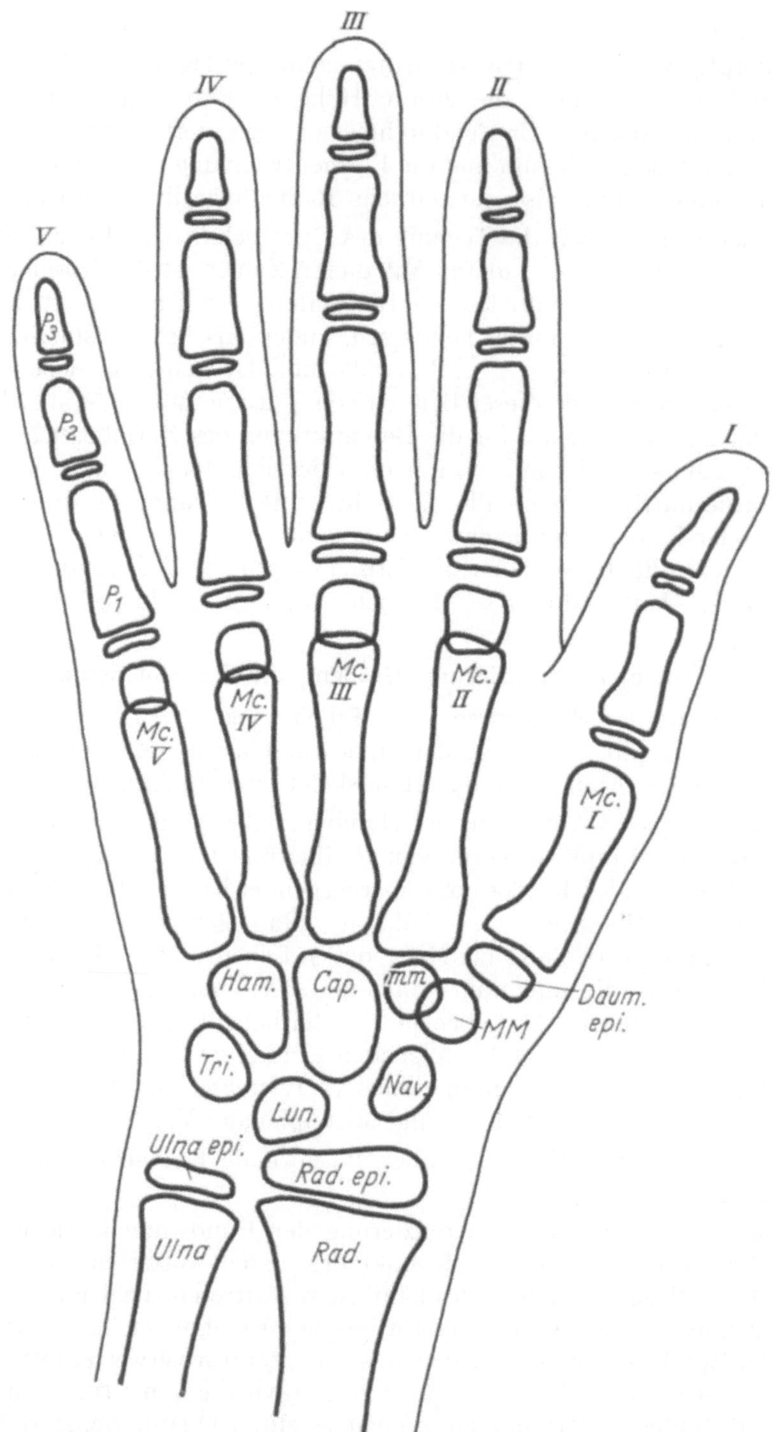

Abb. 2. Handskelet eines 9jährigen Mädchens. Durchschnittliches Größenverhältnis
Grund-:Mittel-:Endphalange = 2,9:1,7:1

Formgestaltung der Carpalia. Bei ungestörtem Ossifikationsablauf lassen sich drei Abschnitte abgrenzen (nach SCHMID):

1. Auftreten eines rundlichen Ossifikationszentrums von homogener Struktur, das die rundliche Form etwa $1^1/_2$ Jahre lang bis zu einem Durchmesser von etwa 5 mm beibehält.

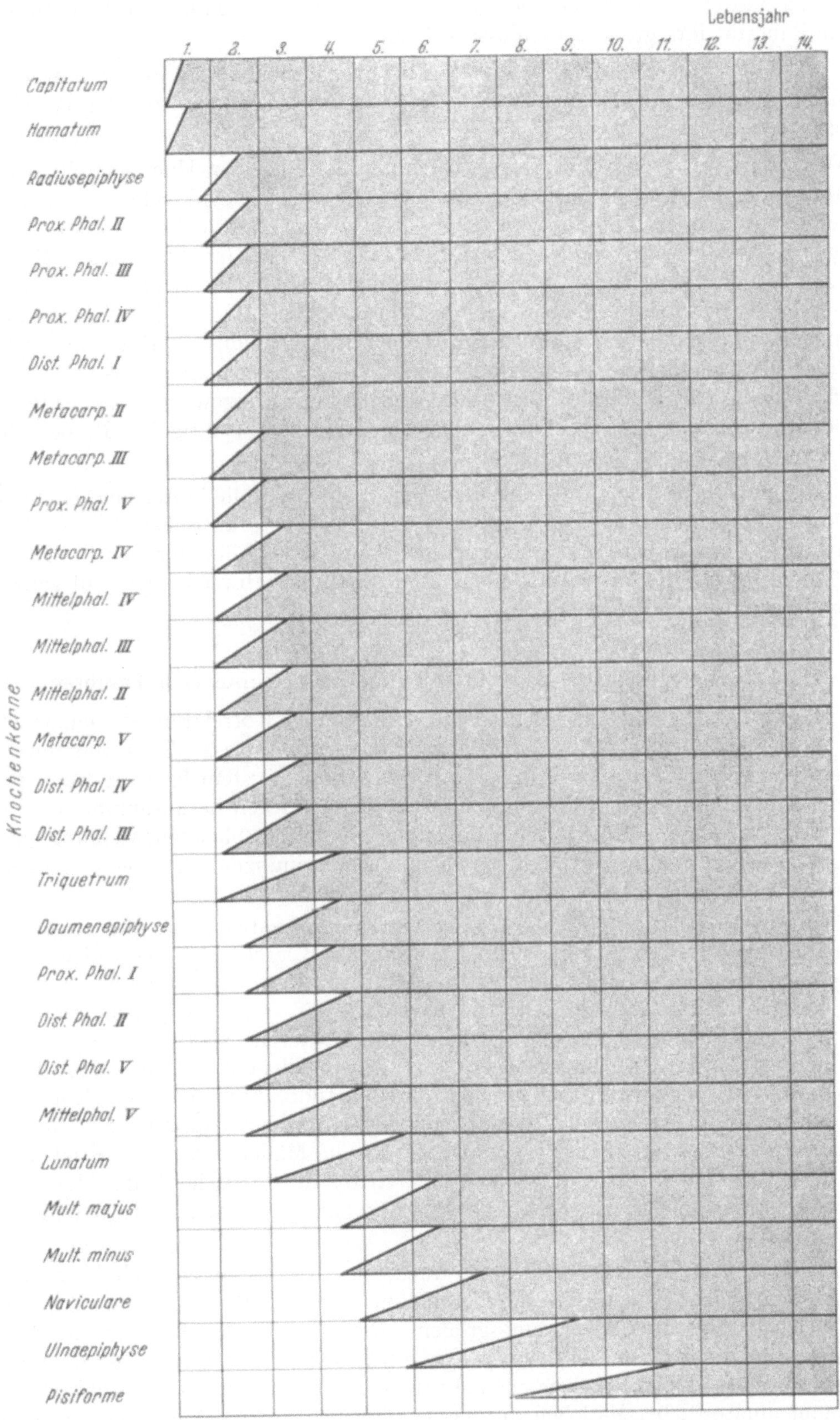

Abb. 3. Differenzierung der Handwurzel- und Epiphysenkerne mit Angabe der Variationsbreite (schräge Fläche)

2. Anschließend daran erfolgt bei anhaltendem Größenwachstum spezifische Formgestaltung und charakteristische Spongiosastrukturierung. Die Flächensilhouette erreicht um die Pubertät ihre grob abgeschlossene Form.

3. Nach der Pubertät erfolgt ohne wesentliche Größenzunahme ein „Raumwachstum", durch das bestehende Lücken ausgefüllt und so die Carpalia ineinander verschachtelt werden.

Wir haben die Größen- und Formentwicklung der einzelnen Handwurzelknochen mit den Maßen des jeweils größten Höhendurchmessers und dem senkrecht darauf stehenden Breitendurchmesser festgehalten. Die Ergebnisse sind in Tabelle 2 dargestellt. Für jedes einzelne Kollektiv wurde außer den Durchschnittsmaßen (arithmetischer Mittelwert) auch die Standardabweichung σ angegeben; damit besteht eine sichere Abgrenzung des Normbereichs. Die Altersangaben sind biologisch, d. h. 50% des jeweiligen Kollektivs sind jüngere und 50% ältere Individuen als die Stichzahl angibt (z. B. die in der Gruppe der 7jährigen zusammengefaßten Kinder sind $6^{1}/_{2}$—$7^{1}/_{2}$ Jahre alt); es ist also nicht die außerhalb der Biologie übliche statistische Altersrechnung angewandt, bei der immer nur der bereits vollendete Zeitabschnitt angegeben wird (ein 7jähriger z. B. befindet sich dabei immer schon im 8. Lebensjahr).

Die in der Tabelle erfolgte Größenangabe bis auf eine Stelle hinter dem Komma stellt die Dokumentation unserer Untersuchungen dar; bei der praktischen Auswertung einer Handwurzelaufnahme wird man im allgemeinen nur ganze Millimeter messen. Daher sind im Atlasteil sowohl die Mittelwerte als auch die Standardabweichungen auf ganze Millimeter abgerundet wiedergegeben.

c) Physiologische, die Handskeletossifikation beeinflussende Faktoren

Als Faktoren, die mit der Handskeletossifikation in Korrelation stehen, werden im allgemeinen das Geschlecht, die Körperlänge, Konstitution, Rasse, Ernährung und soziale Stellung angeführt. Man kann in diese Aufzählung ein System bringen, wenn man die exogenen, die Ossifikation wirklich beeinflussenden Faktoren herausnimmt; es sind dies Ernährung und soziales Milieu. Die übrigen sind keine die Skeletentwicklung eigentlich beeinflussenden, sondern ihr parallel gehende Erscheinungen, die wie diese genetisch determiniert sind.

Die engste Korrelation besteht zwischen der Knochenentwicklung und der geschlechtlichen Reifung. Es wurde bereits früher erwähnt, daß letztlich die Geschlechtsreife der biologische Zweck aller Entwicklungsvorgänge ist. Aus dieser Vorstellung wird jene enge Korrelation verständlich. Mit dem Erreichen der vollen Geschlechtsreife ist auch die Knochenentwicklung beendet. Tritt die Geschlechtsreife also später ein, so braucht auch die Ossifikation eine längere Zeit bis zu ihrer Vollendung, d. h. sie ist gegenüber einem gleichaltrigen, aber früher geschlechtsreifen Individuum in ihrem Entwicklungsstand zurück. Dies gilt also z. B. für den — von vielen Autoren ganz verschieden groß angegebenen — Ossifikationsvorsprung, den die Mädchen vor den Knaben haben, weil sie früher pubertieren. Entsprechendes trifft für rassische Unterschiede zu, wo diejenigen Rassen das größere Ossifikationstempo haben, bei denen die Geschlechtsreife früh eintritt.

An dieser engen Korrelation liegt es auch, daß der voraussichtliche Zeitpunkt der Pubertät aus dem Stand der Skeletentwicklung besser vorherzubestimmen ist als aus irgendwelchen anderen Entwicklungsgrößen. Den Beginn der Pubertät kennzeichnet das Auftreten des letzten Verknöcherungszentrums im Handskelet, des Sesambeins in der Sehne des M. adductor pollicis, medial neben dem Köpfchen des Metacarpale I gelegen (Sesamum ulnare I), bei Mädchen mit 11, bei Knaben mit 13 Jahren erscheinend. Die Vollendung der Geschlechtsreife und damit der Abschluß der Handskeletentwicklung ist mit dem vollständigen Verschmelzen aller Epiphysenfugen gegeben.

Über die Größe der Ossifikationsdifferenz zwischen Knaben und Mädchen liegen in der Literatur sehr variierende Angaben vor, die vom Fehlen eines Unterschiedes überhaupt (GRASER) bis zu einer Differenz von 2—3 Jahren reichen (PRYOR, HILL, GREULICH-PYLE). F. SCHMID hat 1949 an Hand von 470 Fällen zwischen 0 und 15 Jahren nachgewiesen, daß eine nur geringe Ossifikationsbeschleunigung der Mädchen gegenüber den Knaben besteht, die sich in der Hauptsache auf die Präpubertätszeit erstreckt und die Größen- und Formentwicklung weniger betrifft als die Differenzierung. Abb. 4 zeigt graphisch die praktisch gleiche Größenentwicklung des Os capitatum und Os hamatum bei Knaben und Mädchen.

Es ist für praktische Zwecke nicht nötig und auch nicht zweckmäßig, die Differenzierungs- und Größenunterschiede der Knochenkerne, die durch Geschlecht, Konstitution und Körpergröße bedingt sind, in getrennten Standards festzulegen. *Diese Unterschiede*

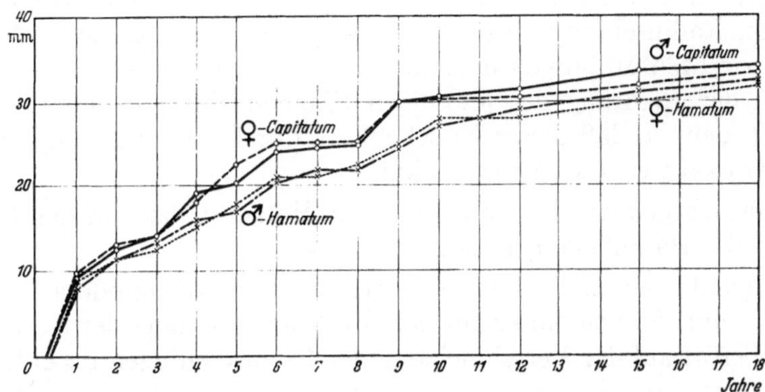

Abb. 4. Größenentwicklung des Os capitatum und Os hamatum getrennt nach Geschlecht (Flächenwachstum, dargestellt aus Summe von größter Höhe und größter Breite)

bedingen die Breite der physiologischen Variation. Sie sind daher in unseren Normwerten und Normbildern in die physiologische Streuungsbreite einbezogen und durch die Standardabweichung σ begrenzt.

d) Handlänge

Die Überlegung, alle diagnostischen Möglichkeiten einer vorliegenden Handskeletaufnahme auszunutzen, führt dazu, auch die Handlänge — und zwar in erster Linie als integrierenden Bestandteil der Körpergröße — metrisch zu beurteilen. Das Maß ist einfach zu nehmen, indem man den Abstand von der medialen Ecke der Ulnaverkalkungszone bis zum äußeren Rand der Weichteilkontur der Mittelfingerkuppe registriert.

Da bisher an radiologisch ermittelten Normwerten der Handlänge nur die 1954 von SWOBODA und WIMBERGER publizierten relativen Werte (zur Körperlänge) vorlagen, haben F. SCHMID und E. HOFFMANN 1958 die Handlänge an 424 Radiogrammen von Kindern im Alter von 0—15 Jahren gemessen. Das Ergebnis dieser Messungen ist in Tabelle 2 zusammengestellt.

Auf Grund dieses leicht und exakt zu gewinnenden Maßes kann beurteilt werden, ob die Handlänge mit der Körperlänge korrespondiert; viele unproportionierte Wuchsstörungen sind dadurch faßbar.

e) Beurteilung der Handskeletaufnahmen

Zur Beurteilung der Handskeletentwicklung genügt die Aufnahme *einer* Hand, und zwar aus Gründen der Einheitlichkeit am besten der linken, nachdem SONTAG und CAFFEY die linke Körperhälfte zur radiologischen Beurteilung der Skeletentwicklung vorgeschlagen haben. Ossifikationsunterschiede zwischen rechtem und linkem Handskelet bestehen bei gesunden Kindern nicht. Die Aufnahme wird in dorsovolarem Strahlengang angefertigt, Focus-Filmabstand 1 m, wobei jedoch auch ein geringerer Abstand wegen der filmnahen Lagerung der Hand sich nicht störend auswirkt; die Zentrierung erfolgt auf die Mitte des Metacarpus.

Die Handaufnahmen sollten nicht zu hart sein, damit die Endphalangen nicht weggestrahlt werden und auch die Weichteile (Längenmessung der Hand, Sesambeine) gut zur Darstellung kommen.

Man sollte bei der Befundung eines Handradiogramms eine feststehende Reihenfolge einhalten: Zunächst wird der dem Lebensalter des Kindes entsprechende Standard im Atlas aufgesucht und festgestellt, ob Aufnahme und Standard sich entsprechen bzw. die Aufnahme in die durch die beiden Bilder der unteren und oberen Norm begrenzte physiologische Streuungsbreite paßt; Knaben tendieren dabei zur unteren, Mädchen zur oberen Norm. Dann ist die Form und Größe der Knochenkerne genauer zu vergleichen, wobei man am besten in der Reihenfolge ihres physiologischen Auftretens vorgeht, also: Capitatum, Hamatum, Radiusepiphyse usw. Die Ausmessung der Kerne erfolgt zweckmäßig mit einem transparenten Millimetermaßstab. Für die Höhenmessung ist zu berücksichtigen, daß sie in der Richtung des jeweiligen Fingerstrahls vorgenommen wird. Beim Pisiforme ist zu beachten, daß dieser Knochenkern durch Überlagerung mit dem Triquetrum nicht immer exakt gemessen werden kann.

Schließlich betrachtet man die Epiphysen der Metacarpalia und der Phalangen, und zum Schluß wird die Handlänge gemessen.

Es sei noch einmal wiederholt, daß die Beurteilung im Kleinkindesalter *in erster Linie* auf der Differenzierung, im Schulalter auf der Größenentwicklung der Kerne und während und nach der Pubertät auf der Verschmelzung der Epiphysenfugen beruht.

Ist ein einzelner Knochenkern bei normalem Entwicklungsstand der anderen retardiert, so ist in der Anamnese nach Krankheiten zur Zeit des physiologischen Auftretens dieses Kerns zu fahnden.

3. Atlas

a) Anordnung des Atlasteils

Im folgenden Atlasteil haben wir jeweils auf einer Seite bzw. Doppelseite die Normbilder und die Normzahlen einer Altersstufe aufgeführt. Dabei sind im 1. Lebensjahr alle 3 Monate, bis zum 5. Lebensjahr halbjährlich und vom 5. Lebensjahr ab jedes Jahr Standards aufgestellt. Es sei noch einmal bemerkt, daß die Altersangaben anthropologisch sind: Der Standard 6 Monate z. B. beinhaltet Kinder von $4^1/_2$—$7^1/_2$ Monaten, der Standard $3^1/_2$ Jahre Kinder von $3^3/_{12}$—$3^9/_{12}$ Jahren, der Standard 8 Jahre Kinder von $7^1/_2$—$8^1/_2$ Jahren.

Die *Durchschnittsradiogramme* sind *alle* in der Originalgröße 1:1 reproduziert, die Bilder der oberen und unteren Norm sind auf die Hälfte verkleinert wiedergegeben, um jeweils eine Altersstufe im Interesse des guten Überblicks auf einer Seite bzw. Doppelseite unterbringen zu können.

Zu jedem Standard sind die Größen der vorhandenen Knochenkerne mit ihren Standardabweichungen 1 σ tabellarisch angegeben, und zwar sind hier, wie bereits erwähnt, aus praktischen Gründen alle Maße auf ganze Millimeter abgerundet wiedergegeben. Weiterhin sind die wichtigen anthropologischen Maße von Körpergröße und -gewicht mit ihrer Normvariation 2 σ aufgeführt. Wir haben dabei die von D. VOGT zusammengestellten Werte verwendet, die in den letzten Jahren an über 100000 deutschen Kindern gewonnen wurden und als repräsentativ für den augenblicklichen Entwicklungsstand unserer Jugend gelten können.

b) Repräsentative Radiogramme der Norm, der unteren und oberen Grenzwerte

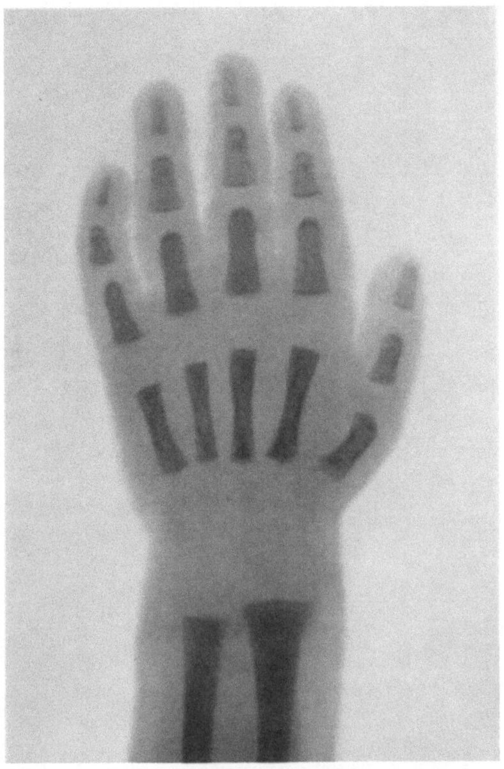

Abb. 5. Neugeborenes. Mittlere Norm

Neugeborenes		Handwurzelkerne											Körpermaße			
		Capit.	*Hamat.*	*Rad.Ep.*	*Triqu.*	*Daumen Ep.*	*Lunat.*	*M. maj.*	*M. min.*	*Navic.*	*Ulna Ep.*	*Pisif.*			*Länge (cm)*	*Gewicht (kg)*
Breite (mm)	m												Knaben	m	51	3,4
	$\pm\sigma$													$\pm 2\sigma$	4	0,9
Höhe (mm)	m												Mädchen	m	50	3,3
	$\pm\sigma$													$\pm 2\sigma$	4	0,8

Angabe der Körperlänge in Zentimetern, des Körpergewichts in Kilogramm. Beim Handskelet des Neugeborenen sind nur die Röhrenknochen ossifiziert, Handwurzel- und Epiphysenkerne sind noch knorpelig

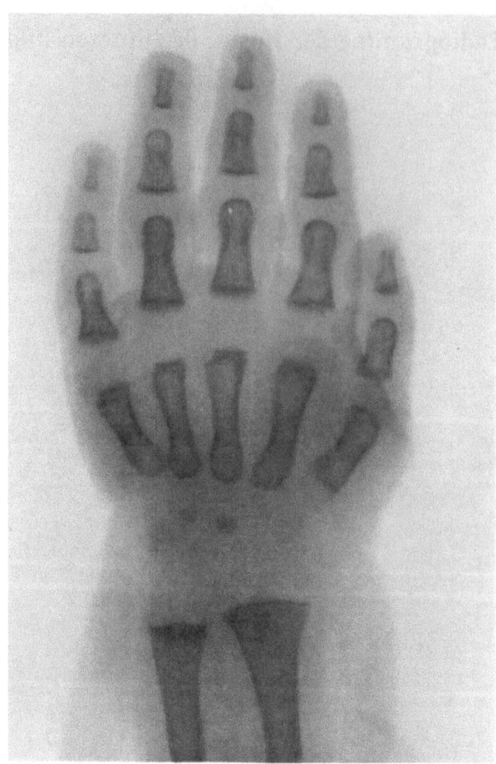

b Mittlere Norm

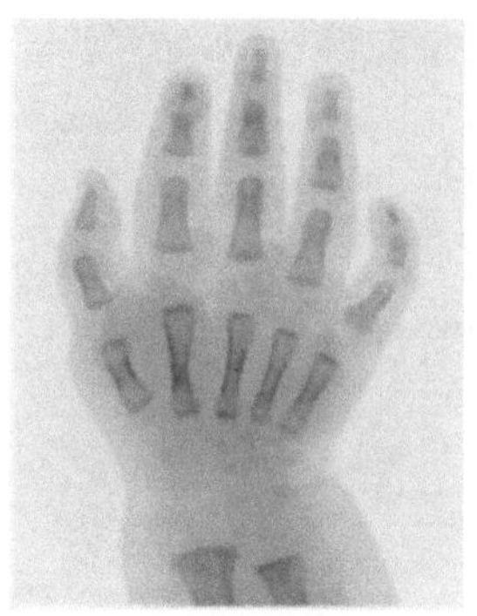

a Untere Norm

Abb. 6a—c. 3 Monate

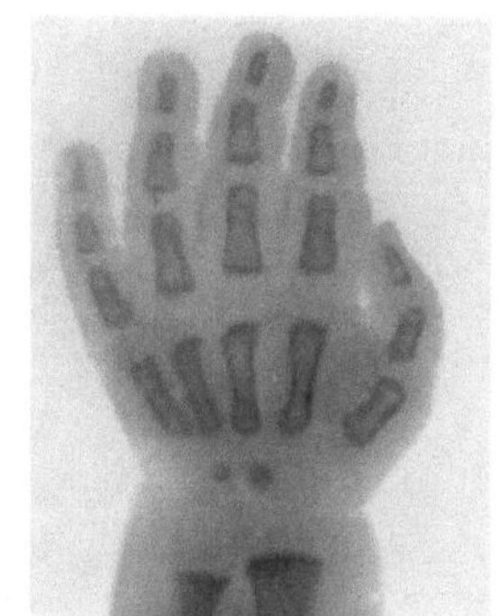

c Obere Norm

3 Monate		Capit.	Hamat.	Rad.Ep.	Triqu.	Daumen Ep.	Lunat.	M. maj.	M. min.	Navic.	Ulna Ep.	Pisif.	Körpermaße		Länge (cm)	Gewicht (kg)
Breite (mm)	m	1	1										Knaben	m	61	5,8
	±σ	1	1											± 2σ	4	1,3
Höhe (mm)	m	2	1										Mädchen	m	59	5,6
	±σ	2	1											± 2σ	4	1,2

Angabe der Handwurzelkerngröße in Millimetern, der Körperlänge in Zentimetern, des Körpergewichts in Kilogramm. Die Handwurzelkerne, bei denen die Zahlenangaben fehlen, sind noch nicht verknöchert

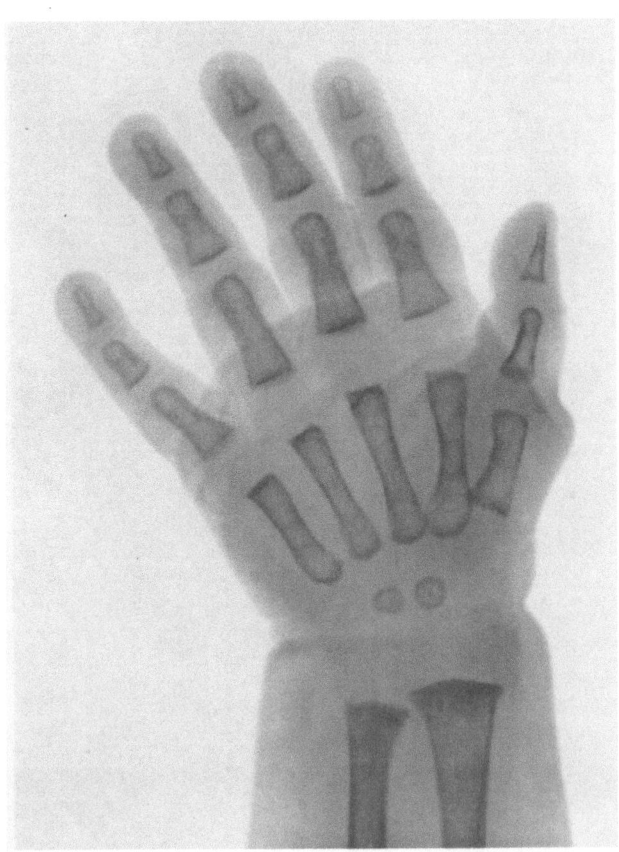

b Mittlere Norm

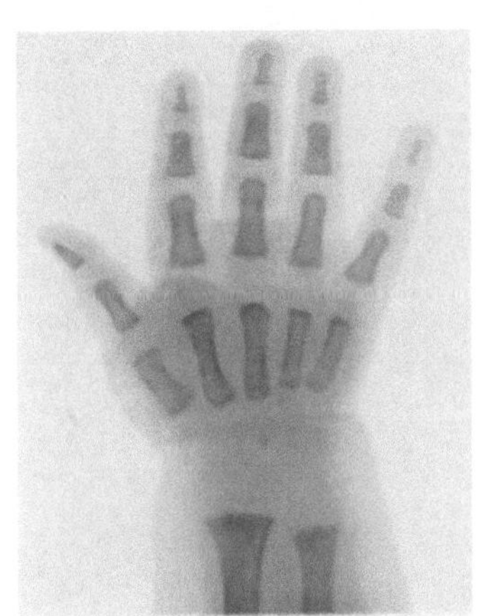

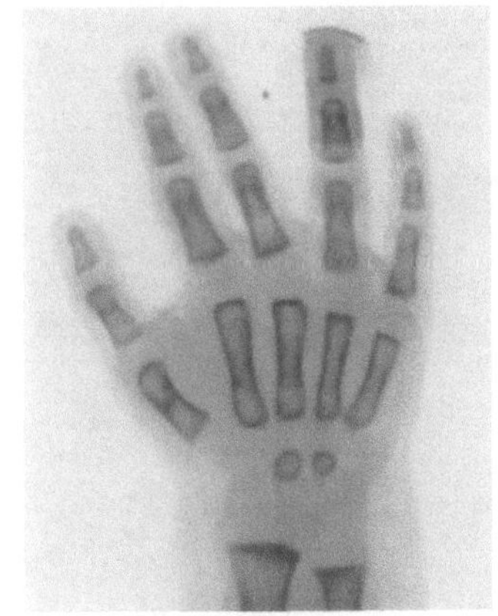

Abb. 7a—c. 6 Monate

a Untere Norm

c Obere Norm

6 Monate		Handwurzelkerne												Körpermaße			
		Capit.	Hamat.	Rad.Ep.	Triqu.	Daumen Ep.	Lunat.	M. maj.	M. min.	Navic.	Ulna Ep.	Pisif.			Länge (cm)	Gewicht (kg)
Breite (mm)	m	4	3										Knaben	m	68	7,8
	±σ	1	1											± 2σ	5	1,8
Höhe (mm)	m	4	3										Mädchen	m	66	7,5
	±σ	1	1											± 2σ	5	1,8

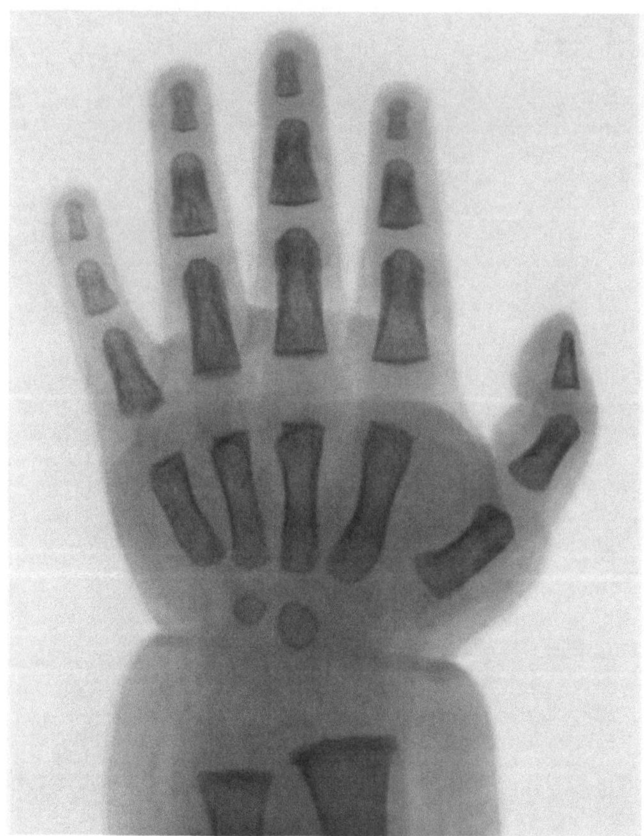

b Mittlere Norm

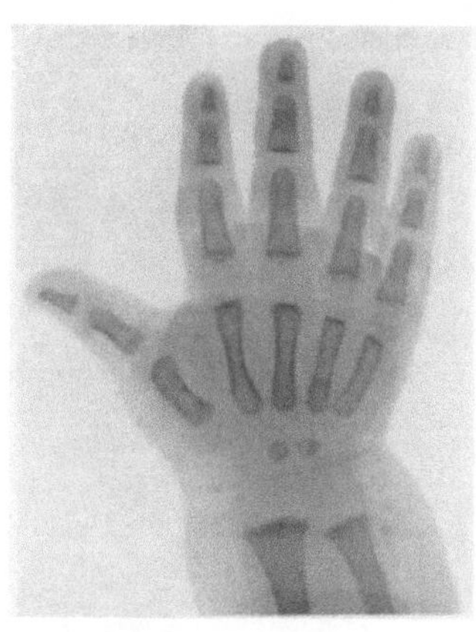

a Untere Norm

Abb. 8a—c. 9 Monate

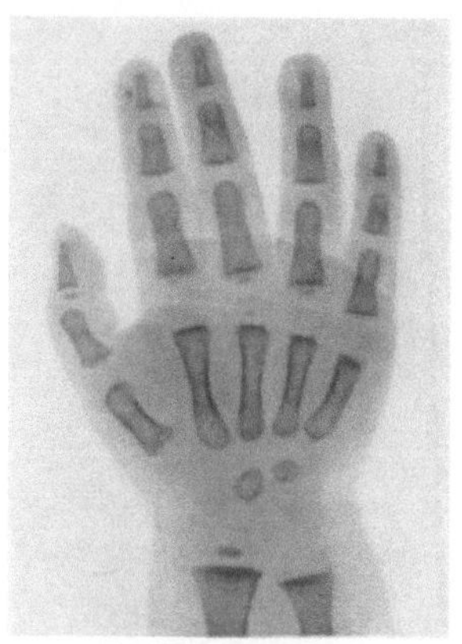

c Obere Norm

9 Monate		Handwurzelkerne											Körpermaße		Länge (cm)	Gewicht (kg)
		Capit.	Hamat.	Rad.Ep.	Triqu.	Daumen Ep.	Lunat.	M. maj.	M. min.	Navic.	Ulna Ep.	Pisif.				
Breite (mm)	m	4	4										Knaben	m	72	9,2
	±σ	1	1											± 2σ	5	1,8
Höhe (mm)	m	5	4										Mädchen	m	71	8,8
	±σ	1	1											± 2σ	5	1,8

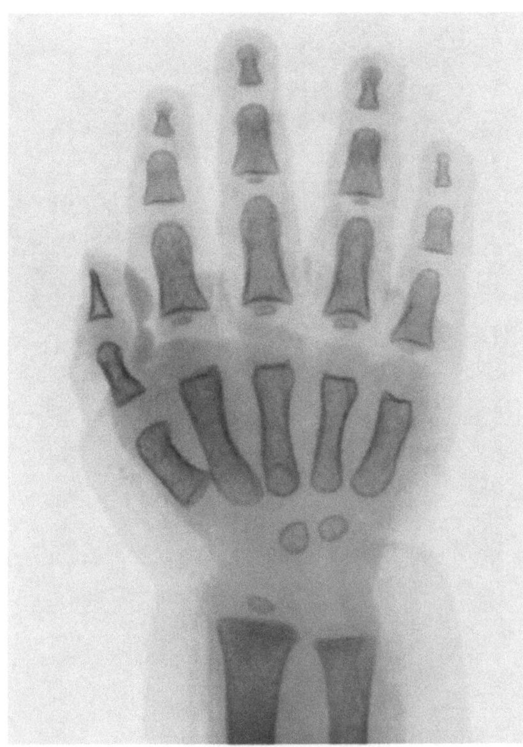

b Mittlere Norm

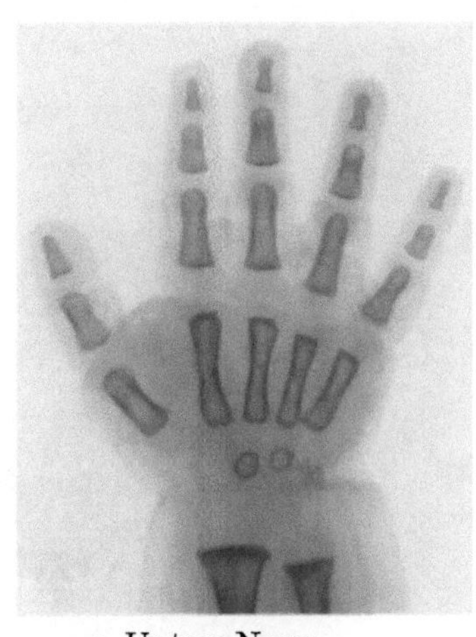

a Untere Norm

Abb. 9a—c. 12 Monate

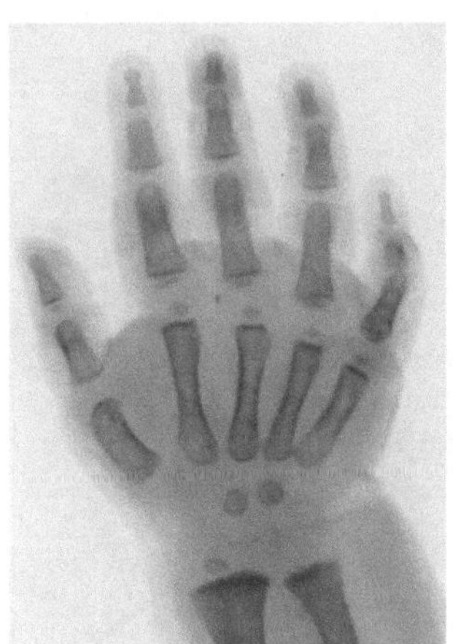

c Obere Norm

12 Monate		Handwurzelkerne												Körpermaße		Länge (cm)	Gewicht (kg)
		Capit.	Hamat.	Rad.Ep.	Triqu.	Daumen Ep.	Lunat.	M. maj.	M. min.	Navic.	Ulna Ep.	Pisif.					
Breite (mm)	m	5	4	2										Knaben	m	75	10,2
	±σ	1	1	2											± 2σ	6	2,3
Höhe (mm)	m	5	4	1										Mädchen	m	74	9,8
	±σ	1	1	1											± 2σ	6	2,3

Außer der Radiusepiphyse, die noch nicht konstant vorhanden ist, treten die Epiphysenkerne der proximalen Phalangen II—V, der distalen Phalanx I, der Metacarpalia II—IV und eventuell der Mittelphalangen IV, III und II auf. Die Reihenfolge dieser rasch nacheinander auftretenden Zentren ist nicht immer regelmäßig

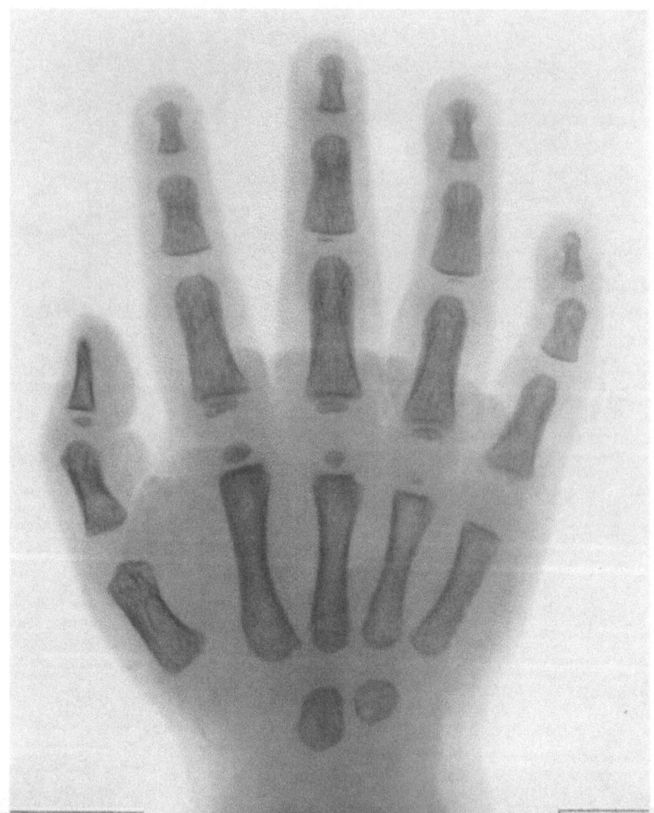

b Mittlere Norm

Abb. 10a—c. 1¹/₂ Jahre

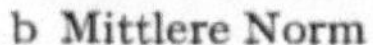

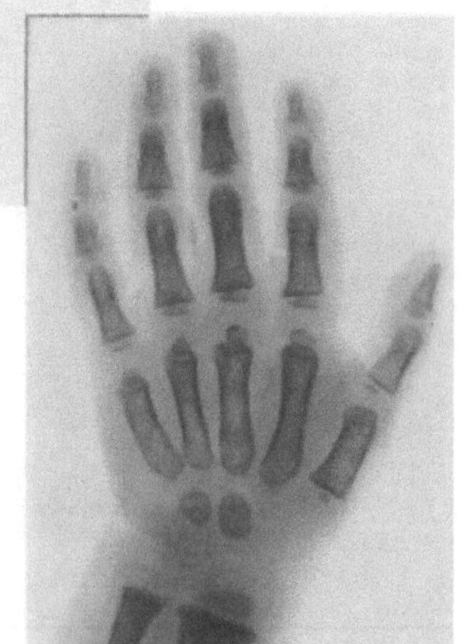

a Untere Norm

c Obere Norm

1¹/₂ Jahre		Handwurzelkerne											Körpermaße		
		Capit.	Hamat.	Rad. Ep.	Triqu.	Daumen Ep.	Lunat.	M. maj.	M. min.	Navic.	Ulna Ep.	Pisif.		Länge (cm)	Gewicht (kg)
Breite (mm)	m	5	5	5									Knaben	m	81	11,5
	±σ	1	1	4										±2σ	7	2,5
Höhe (mm)	m	7	5	2									Mädchen	m	80	11,1
	±σ	2	1	2										±2σ	7	2,5

Die Epiphysen der distalen Phalangen IV und III beginnen in dieser Altersstufe sichtbar zu werden

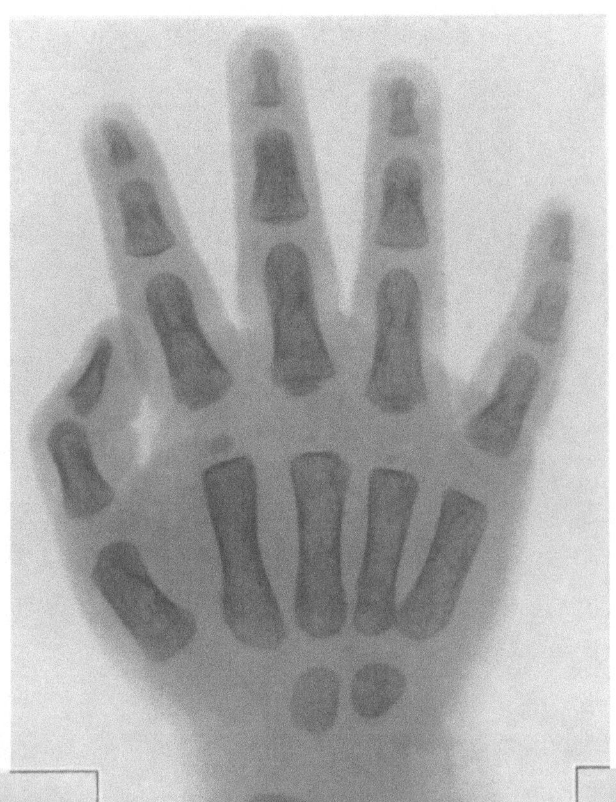

b Mittlere Norm

Abb. 11a—c. 2 Jahre

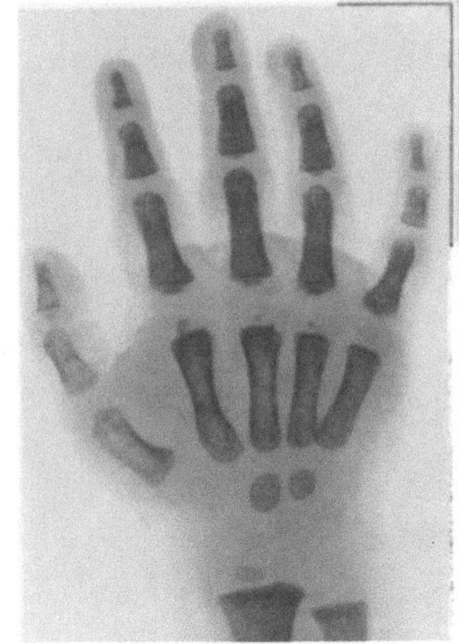

a Untere Norm

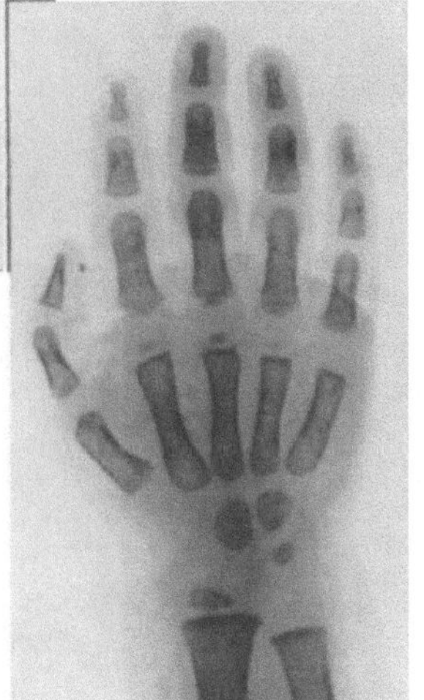

c Obere Norm

2 Jahre		Handwurzelkerne											Körpermaße			
		Capit.	*Hamat.*	*Rad.Ep.*	*Triqu.*	*Daumen Ep.*	*Lunat.*	*M.maj.*	*M.min.*	*Navic.*	*Ulna Ep.*	*Pisif.*			*Länge (cm)*	*Gewicht (kg)*
Breite (mm)	m	6	6	7	1								Knaben	m	87	12,7
	±σ	1	1	2	1									± 2σ	7	2,7
Höhe (mm)	m	7	6	3	1								Mädchen	m	86	12,3
	±σ	1	1	1	2									± 2σ	7	2,7

Das Triquetrum kann auftreten. Es hat gegenüber den vorhandenen Kernen hinsichtlich Zeitpunkt und Reihenfolge seines Auftretens eine größere Variabilität

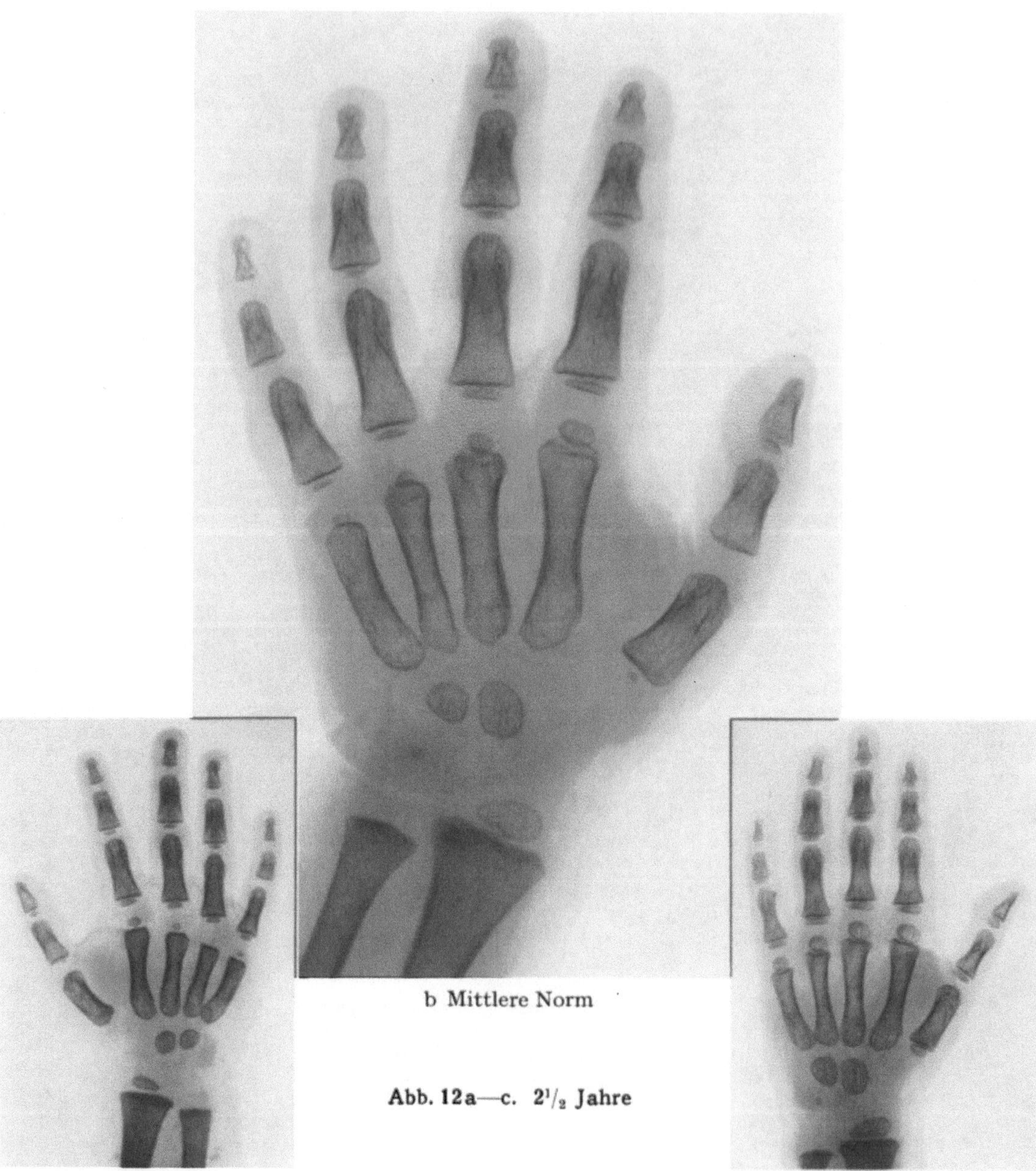

b Mittlere Norm

Abb. 12a—c. 2¹/₂ Jahre

a Untere Norm

c Obere Norm

2 ¹/₂ Jahre		Handwurzelkerne											Körpermaße		Länge (cm)	Gewicht (kg)
		Capit.	Hamat.	Rad.Ep.	Triqu.	Daumen Ep.	Lunat.	M. maj.	M. min.	Navic.	Ulna Ep.	Pisif.				
Breite (mm)	m	6	6	9	1	2							Knaben	m	92	13,7
	±σ	1	1	2	2	2								± 2σ	7	2,9
Höhe (mm)	m	8	6	4	2	1							Mädchen	m	91	13,3
	±σ	2	1	1	2	1								± 2σ	7	2,9

Zu den Epiphysen der Mittelphalangen treten die der Endphalangen III und IV und des Metacarpale V hinzu. In diese Altersgruppe fällt der Zeitpunkt des häufigsten Auftretens von Triquetrum und Daumenepiphyse

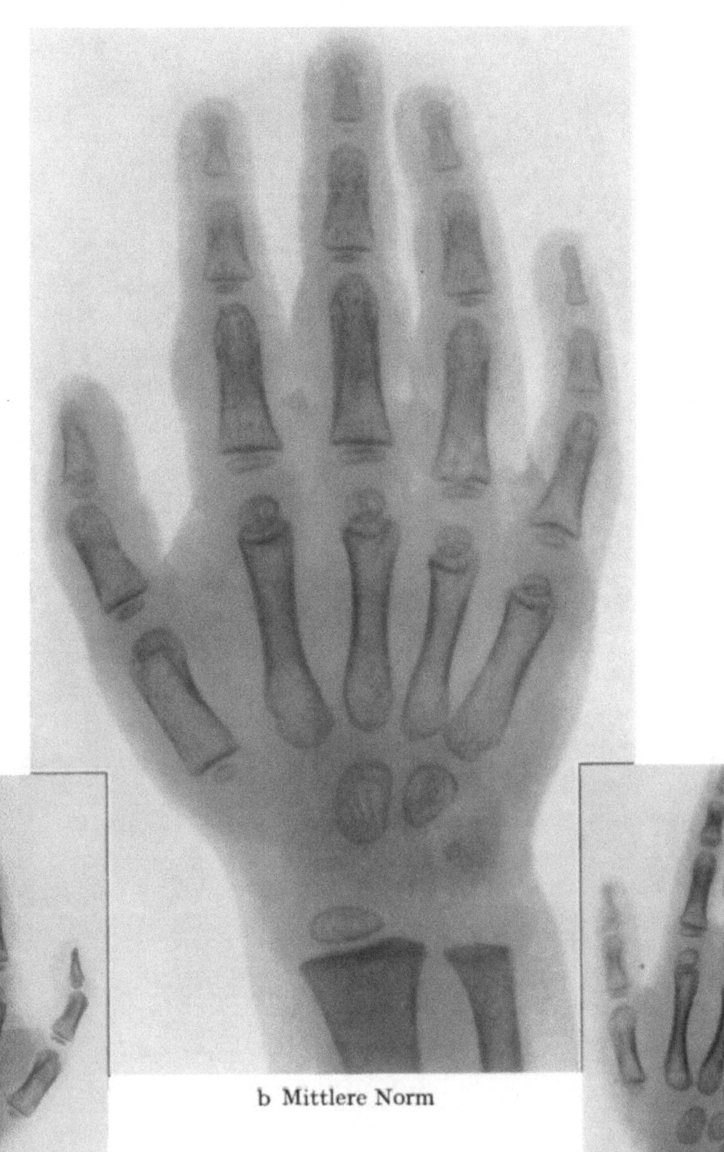

b Mittlere Norm

Abb. 13a—c. 3 Jahre

a Untere Norm

c Obere Norm

3 Jahre		Handwurzelkerne											Körpermaße		Länge (cm)	Gewicht (kg)
		Capit.	*Hamat.*	*Rad.Ep.*	*Triqu.*	*Daumen Ep.*	*Lunat.*	*M. maj.*	*M. min.*	*Navic.*	*Ulna Ep.*	*Pisif.*				
Breite (mm)	m	7	7	10	3	3							Knaben	m	96	14,5
	±σ	1	1	2	2	2								±2σ	8	3,0
Höhe (mm)	m	9	7	4	3	2							Mädchen	m	95	14,1
	±σ	2	1	1	2	1								±2σ	7	2,9

Sämtliche Epiphysenkerne außer der Ulnaepiphyse sind jetzt in mehr als 50% der Fälle verknöchert.
Die Epiphyse der proximalen Daumenphalanx beginnt gelegentlich mit 2 Zentren zu ossifizieren

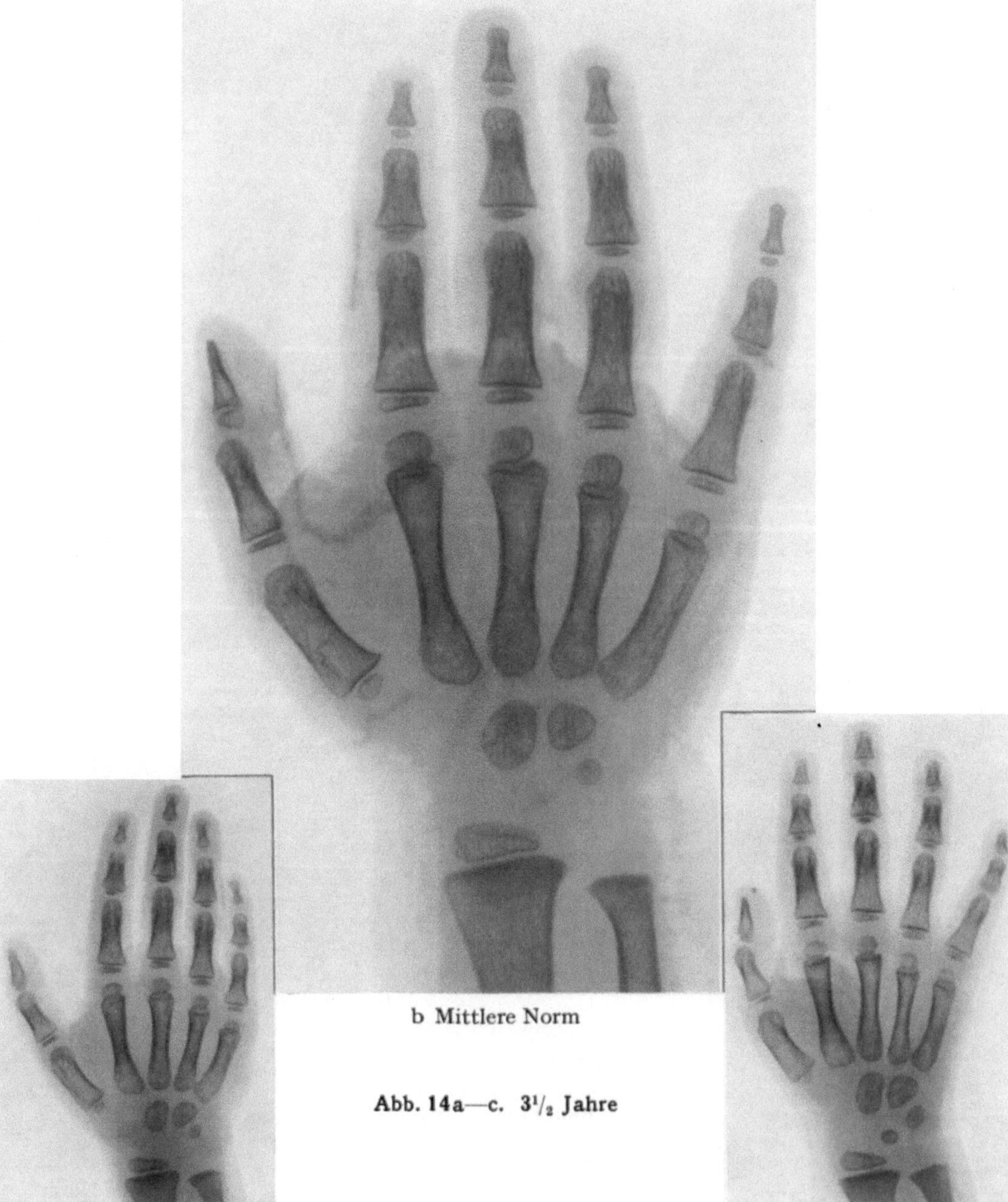

3 1/2 Jahre		Handwurzelkerne											Körpermaße		
		Capit.	Hamat.	Rad.Ep.	Triqu.	Daumen Ep.	Lunc.¹	M. maj.	M. min.	Navic.	Ulna Ep.	Pisif.		Länge (cm)	Gewicht (kg)
Breite (mm)	m	7	7	11	3	3							Knaben	m	100	15,4
	±σ	1	1	2	2	2								±2σ	8	3,0
Höhe (mm)	m	10	7	5	3	2							Mädchen	m	99	14,9
	±σ	2	1	1	2	1								±2σ	7	2,9

In wenigen Fällen beginnt sich das Lunatum darzustellen

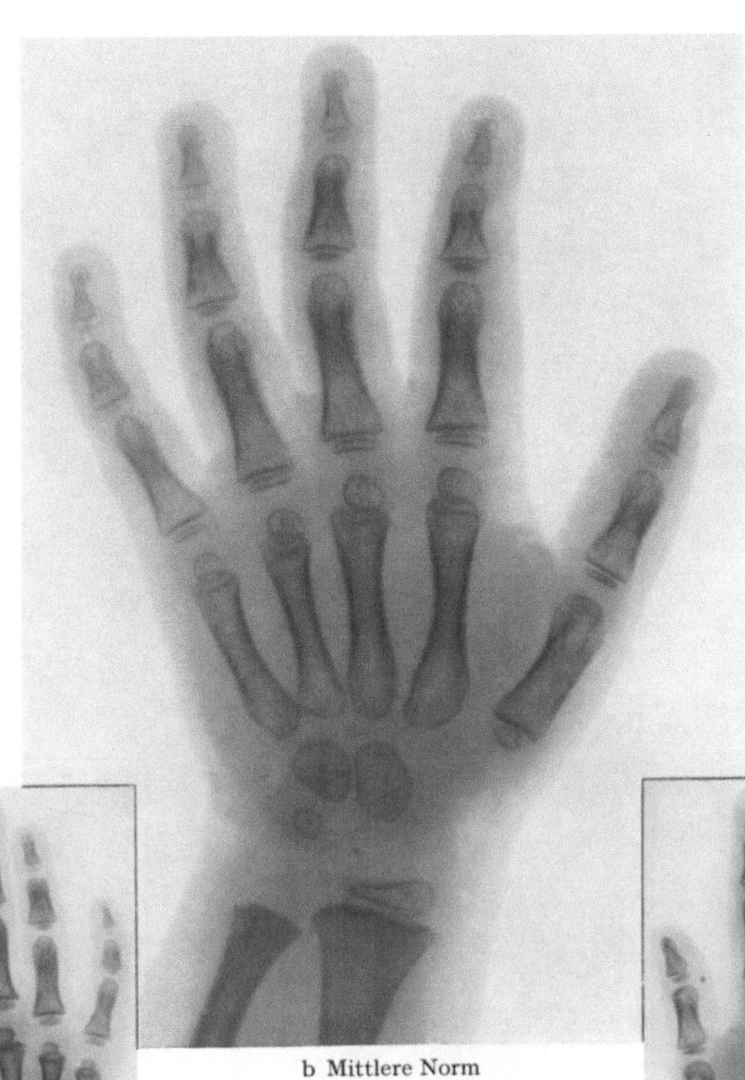

b Mittlere Norm

Abb. 15a—c. 4 Jahre

a Untere Norm

c Obere Norm

4 Jahre		Handwurzelkerne											Körpermaße		
		Capit.	*Hamat.*	*Rad.Ep.*	*Triqu.*	*Daumen Ep.*	*Lunat.*	*M. maj.*	*M. min.*	*Navic.*	*Ulna Ep.*	*Pisif.*		*Länge (cm)*	*Gewicht (kg)*
Breite (mm)	m	7	8	12	4	4	2						*Knaben*	m	104	16,6
	±σ	1	1	2	2	2	2							±2σ	8	3,5
Höhe (mm)	m	11	9	5	4	2	2						*Mädchen*	m	103	15,8
	±σ	1	1	1	2	1	2							±2σ	8	3,5

Das Multangulum majus kann auftreten

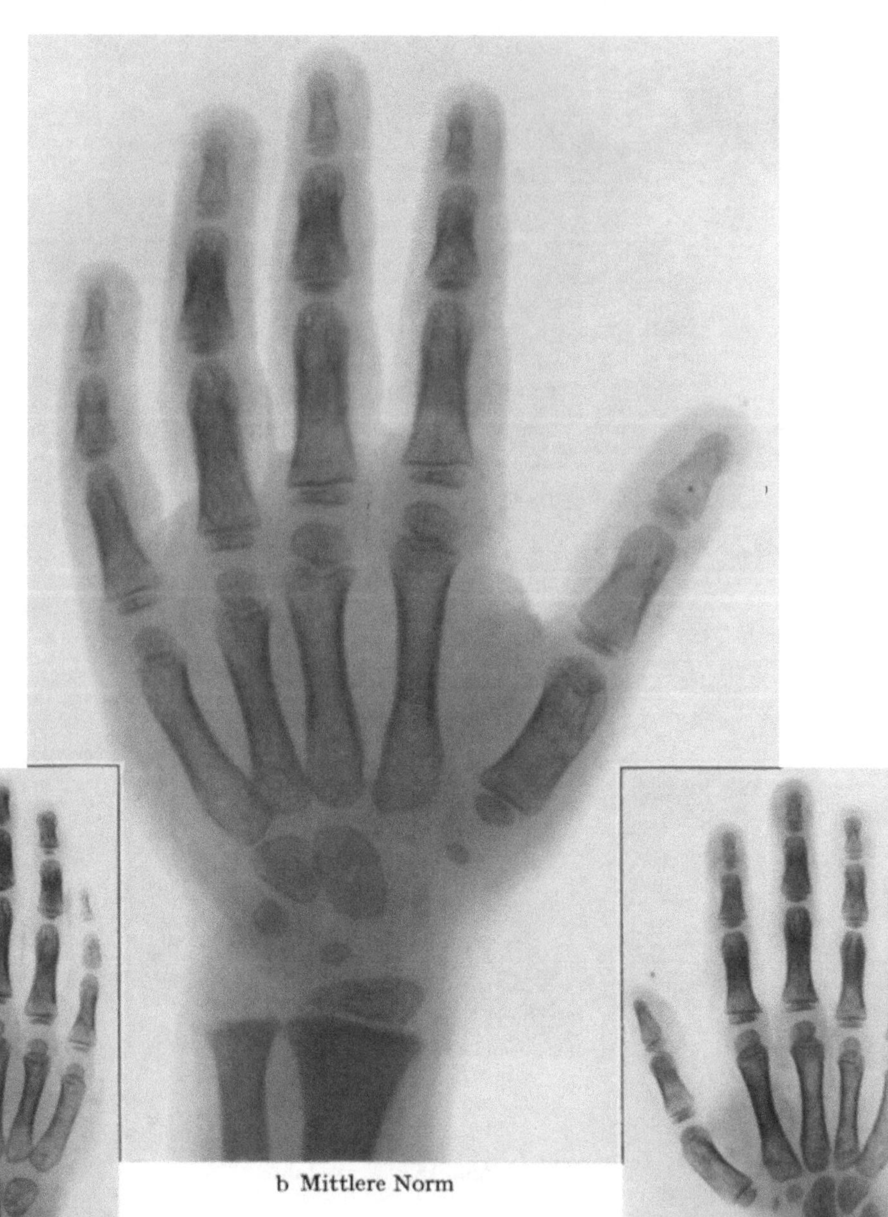

b Mittlere Norm

Abb. 16a—c. 5 Jahre

a Untere Norm

c Obere Norm

5 Jahre		Handwurzelkerne											Körpermaße		Länge (cm)	Gewicht (kg)
		Capit.	*Hamat.*	*Rad.Ep.*	*Triqu.*	*Daumen Ep.*	*Lunat.*	*M. maj.*	*M. min.*	*Navic.*	*Ulna Ep.*	*Pisif.*				
Breite (mm)	m	9	9	15	5	6	5	3	2	1			*Knaben*	m	110	18,4
	±σ	1	1	2	1	1	2	2	2	2				± 2σ	8	4,0
Höhe (mm)	m	14	10	6	8	3	4	3	2	2			*Mädchen*	m	109	17,6
	±σ	1	1	1	1	1	2	1	2	2				± 2σ	9	4,0

Multangulum minus und Naviculare werden in wenigen Fällen sichtbar

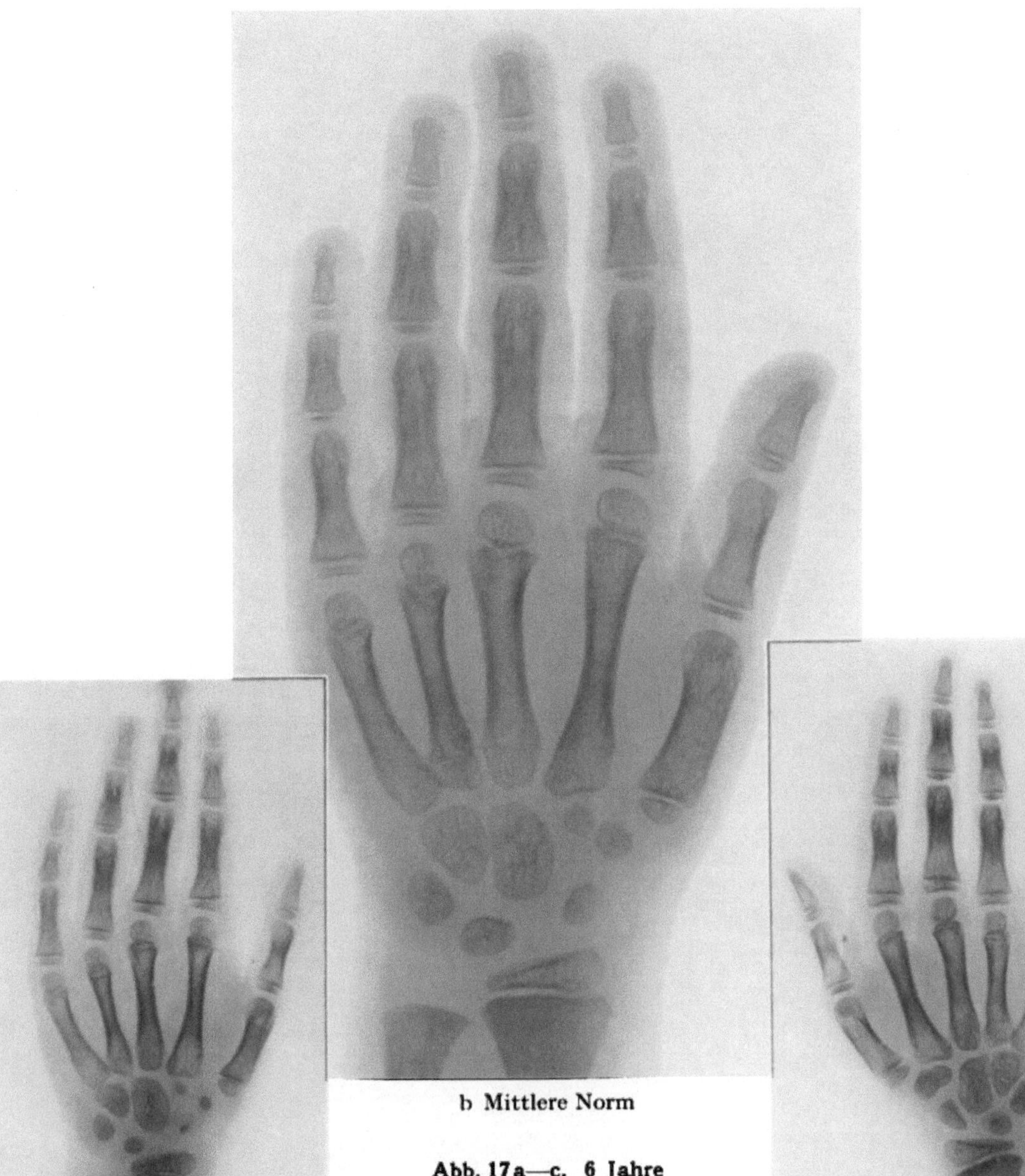

b Mittlere Norm

Abb. 17a—c. 6 Jahre

a Untere Norm

c Obere Norm

6 Jahre		Handwurzelkerne											Körpermaße		Länge (cm)	Gewicht (kg)
		Capit.	Hamat.	Rad.Ep.	Triqu.	Daumen Ep.	Lunat.	M. maj.	M. min.	Navic.	Ulna Ep.	Pisif.				
Breite (mm)	m	9	9	18	6	7	7	6	5	4			Knaben	m	116	20,6
	±σ	1	1	2	1	1	2	2	2	2				±2σ	8	5,2
Höhe (mm)	m	15	11	7	8	4	6	5	5	5			Mädchen	m	115	20,0
	±σ	2	1	1	1	1	2	2	2	2				±2σ	9	5,2

In wenigen Fällen wird die Ulnaepiphyse sichtbar. Während die Epiphysen der Mittel- und Endphalangen noch konvex-scheibenförmig sind, werden die proximalen Phalanxepiphysen in Artikulation
mit den Metacarpalia jetzt konkav eingedellt

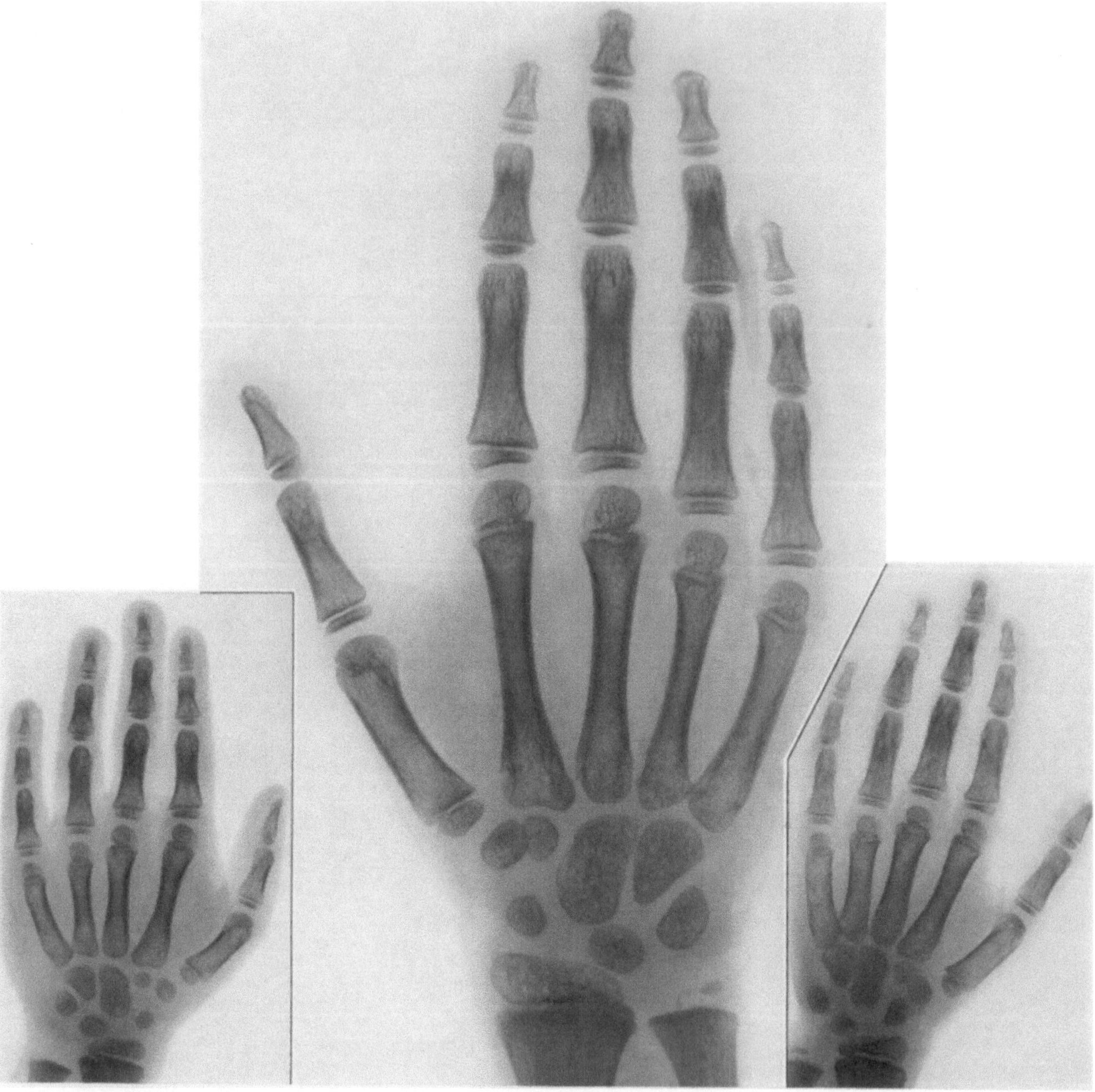

a Untere Norm   b Mittlere Norm   c Obere Norm

Abb. 18a—c. 7 Jahre

7 Jahre		Handwurzelkerne										Körpermaße			
		Capit.	*Hamat.*	*Rad.Ep.*	*Triqu.*	*Daumen Ep.*	*Lunat.*	*M. maj.*	*M. min.*	*Navic.*	*Ulna Ep.*	*Pisif.*		*Länge (cm)*	*Gewicht (kg)*
Breite (mm)	m	10	10	19	6	8	8	7	6	5	6		*Knaben*	m 121	22,7
	±σ	1	1	2	1	1	2	2	2	2	5			±2σ 9	6,1
Höhe (mm)	m	16	12	7	10	4	6	6	6	7	2		*Mädchen*	m 120	22,5
	±σ	2	2	1	2	1	1	2	2	3	2			±2σ 10	6,1

Der Ulnaepiphysenkern ist jetzt in etwa 50% der Fälle vorhanden. Die Basis des Metacarpale II zeigt jetzt gegenüber den anderen Metacarpalia eine deutliche Konkavität infolge der Artikulation mit dem Multangulum minus

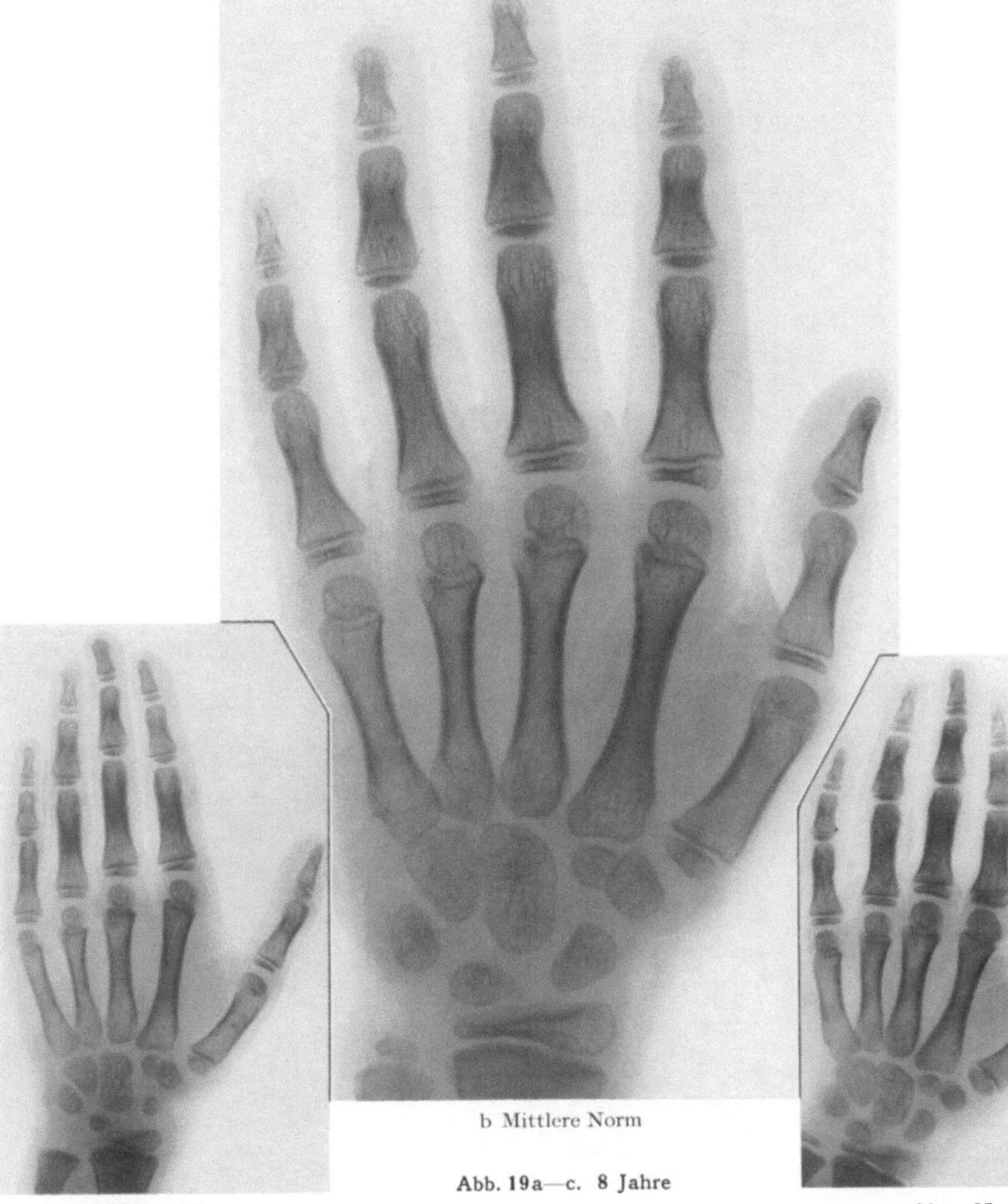

8 Jahre		Handwurzelkerne											Körpermaße		Länge (cm)	Gewicht (kg)
		Capit.	Hamat.	Rad.Ep.	Triqu.	Daumen Ep.	Lunat.	M.maj.	M.min.	Navic.	Ulna Ep.	Pisif.				
Breite (mm)	m	10	11	21	7	9	9	8	7	6	7		Knaben	m	126	25,0
	±σ	1	1	2	1	1	2	2	2	2	3			± 2σ	10	6,6
Höhe (mm)	m	17	13	8	10	4	7	6	7	9	3		Mädchen	m	125	24,5
	±σ	2	2	1	2	1	1	2	2	3	2			± 2σ	11	7,0

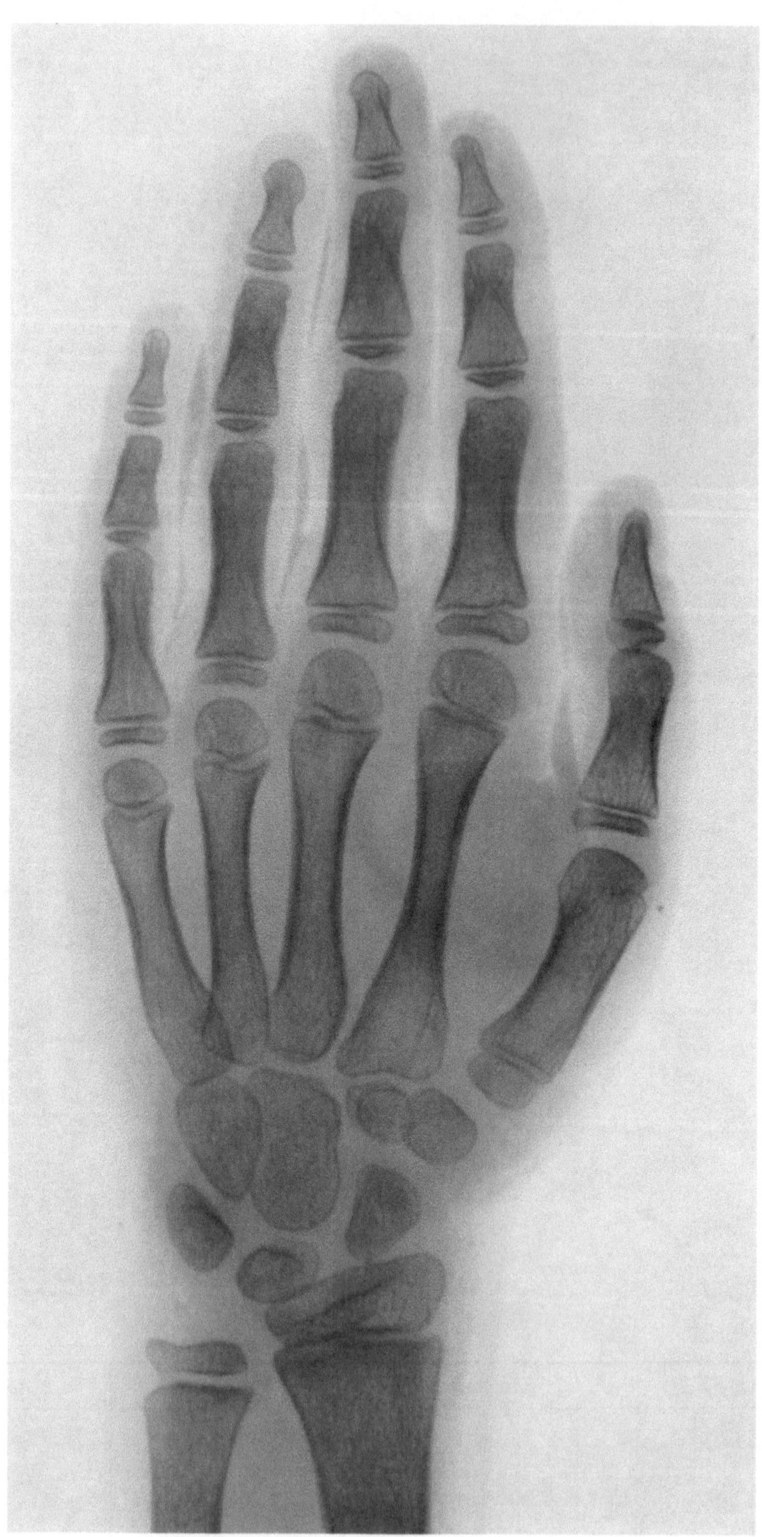

Abb. 20b. Mittlere Norm

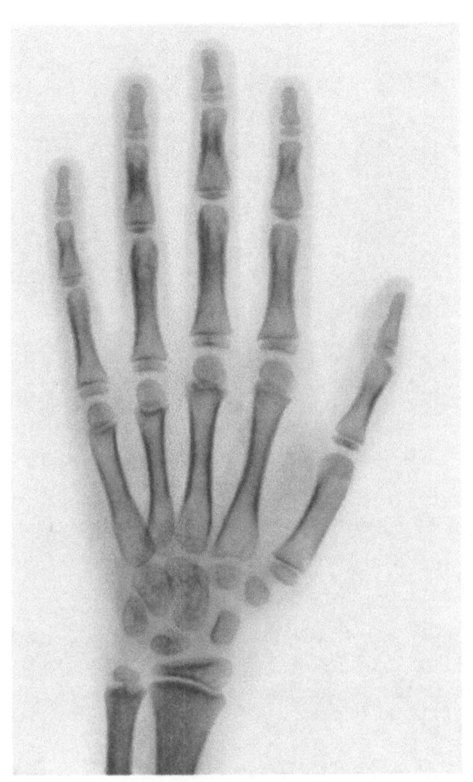

a Untere Norm

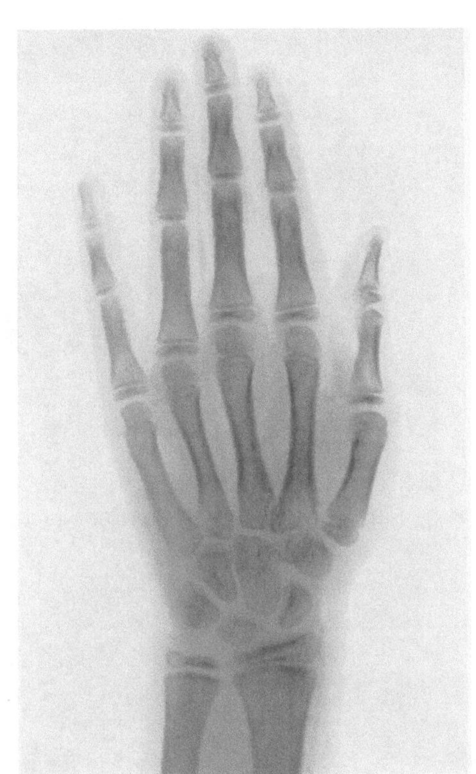

c Obere Norm

Abb. 20a—c. 9 Jahre

9 Jahre		Handwurzelkerne											Körpermaße		
		Capit.	Hamat.	Rad.Ep.	Triqu.	Daumen Ep.	Lunat.	M.maj.	M.min.	Navic.	Ulna Ep.	Pisif.		Länge (cm)	Gewicht (kg)
Breite (mm)	m	11	11	22	7	9	10	9	8	7	10		Knaben	131	27,3
	±σ	1	1	2	1	1	2	2	1	2	3		m ±2σ	11	7,4
Höhe (mm)	m	19	14	8	11	5	7	8	8	10	4		Mädchen	130	27,0
	±σ	2	1	1	1	1	1	2	1	2	1		m ±2σ	11	7,9

Die mit dem Metacarpale III artikulierende Fläche des Capitatum nimmt konkave Form an

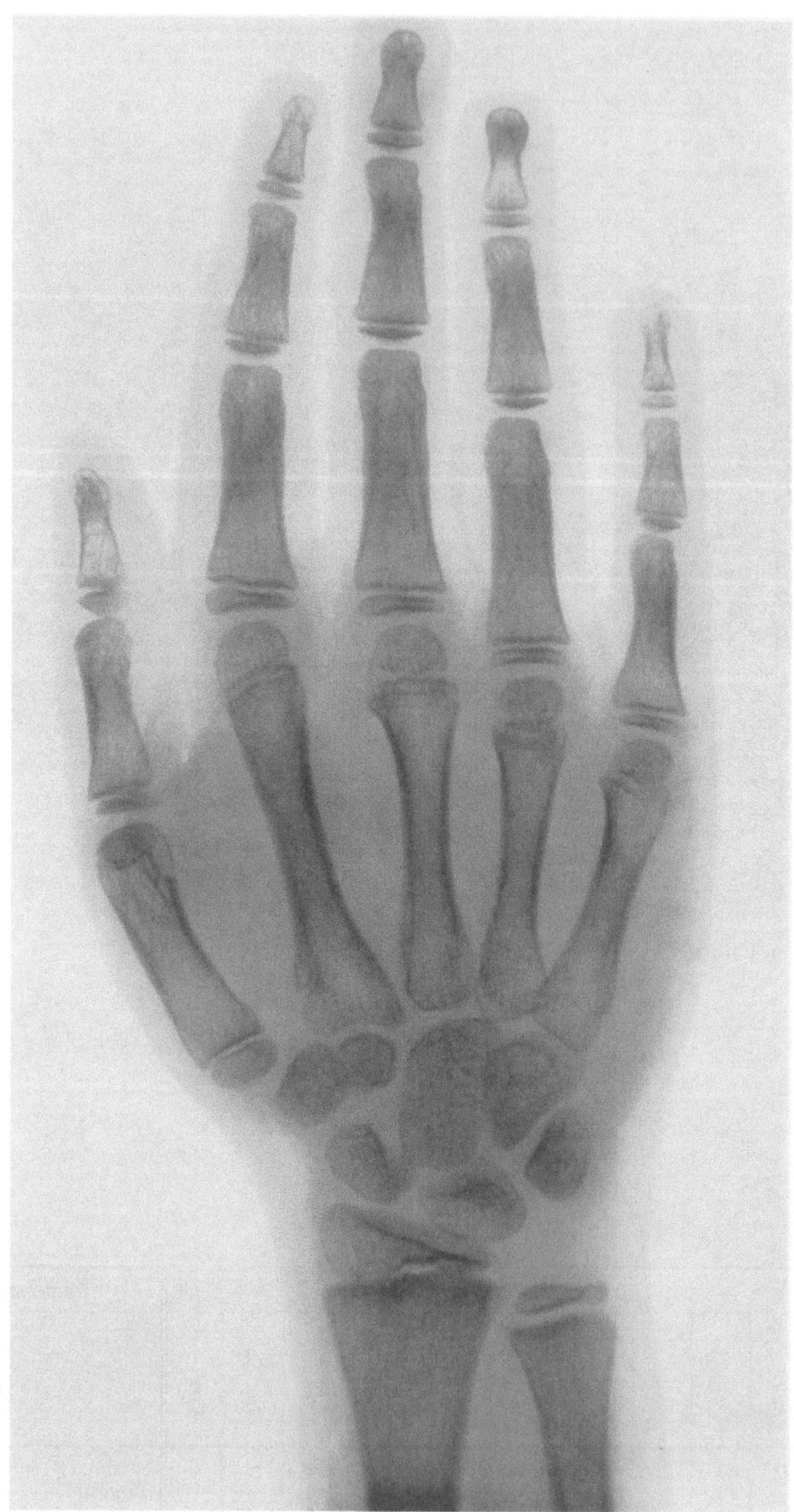

Abb. 21 b. Mittlere Norm

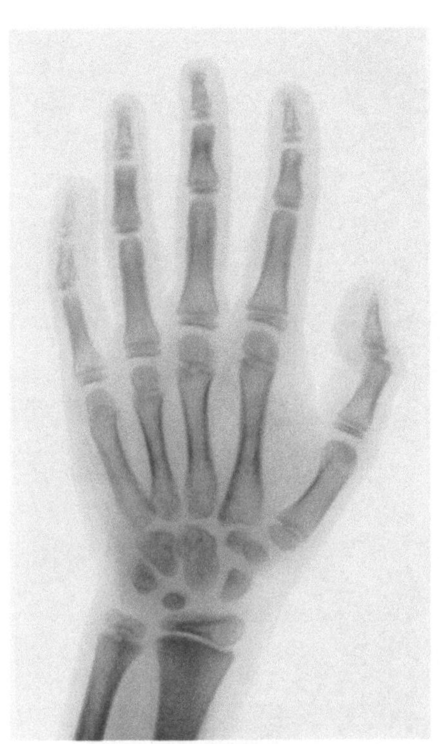

a Untere Norm

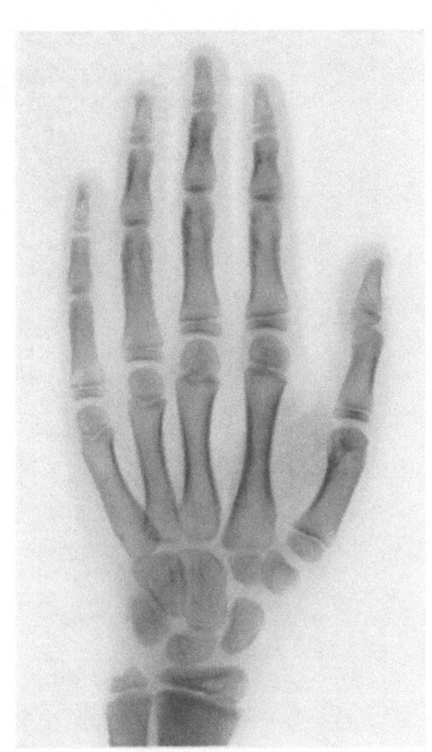

c Obere Norm

Abb. 21a—c. 10 Jahre

10 Jahre		Handwurzelkerne											Körpermaße			
		Capit.	*Hamat.*	*Rad.Ep.*	*Triqu.*	*Daumen Ep.*	*Lunat.*	*M. maj.*	*M. min.*	*Navic.*	*Ulna Ep.*	*Pisif.*			*Länge* (cm)	*Gewicht* (kg)
Breite (mm)	m	12	12	24	8	11	12	10	9	9	13	2	*Knaben*	m	136	30,0
	±σ	2	1	2	1	1	3	2	2	1	2	3		± 2σ	12	8,3
Höhe (mm)	m	20	16	9	13	5	9	9	8	13	5	1	*Mädchen*	m	135	29,0
	±σ	2	2	2	2	1	2	2	2	3	1	3		± 2σ	11	8,8

Das Pisiforme beginnt zu verknöchern; es ist vom Triquetrum überdeckt und häufig nicht exakt abzugrenzen

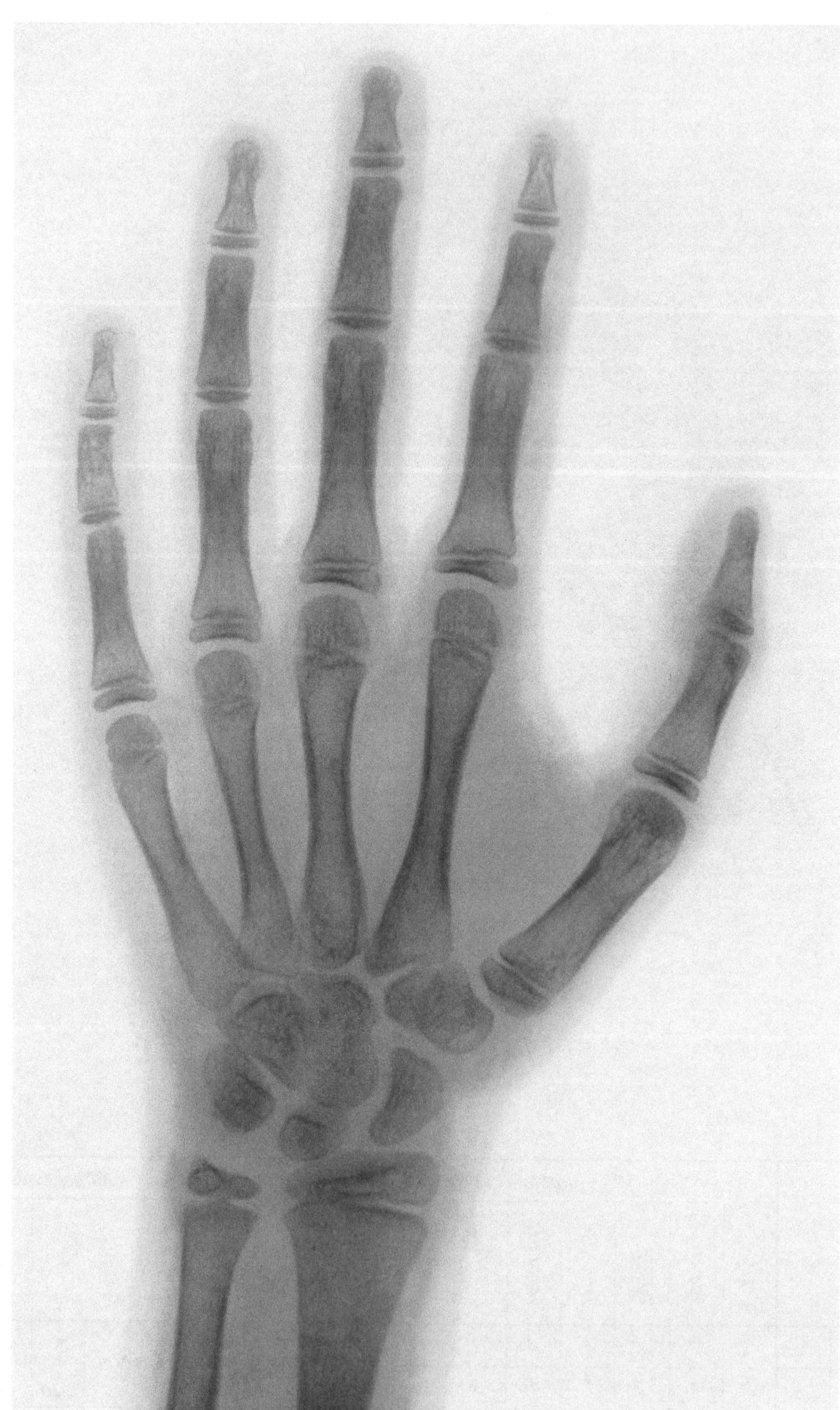

Abb. 22b. Mittlere Norm

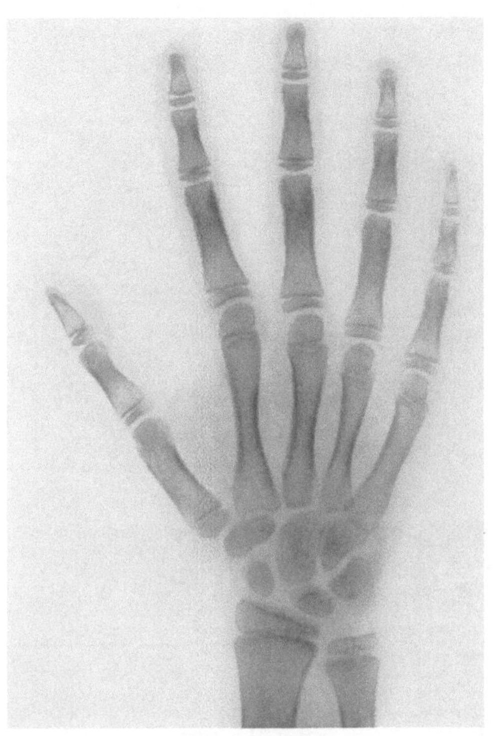

a Untere Norm

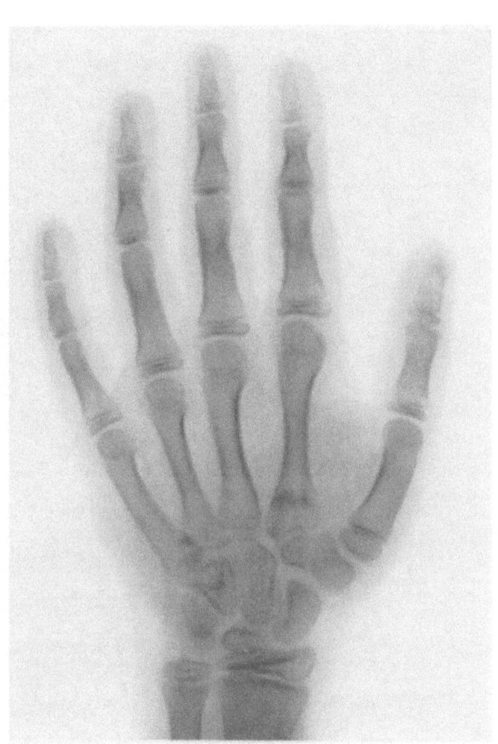

c Obere Norm

Abb. 22a—c. 11 Jahre

11 Jahre		Handwurzelkerne											Körpermaße		Länge (cm)	Gewicht (kg)
		Capit.	Hamat.	Rad.Ep.	Triqu.	Daumen Ep.	Lunat.	M. maj.	M. min.	Navic.	Ulna Ep.	Pisif.				
Breite (mm)	m	12	13	25	9	11	12	11	10	9	13	4	Knaben	m	140	32,3
	$\pm\sigma$	1	2	2	1	2	2	2	2	2	2	3		$\pm 2\sigma$	13	9,1
Höhe (mm)	m	20	16	10	13	6	9	9	9	13	6	4	Mädchen	m	140	31,5
	$\pm\sigma$	2	2	1	2	1	1	2	2	3	2	3		$\pm 2\sigma$	14	10,3

Der Epiphysenspalt des Metacarpale II beginnt zentral zu verschwinden. Bei Mädchen wird in wenigen Fällen das Sesambein des Daumens sichtbar

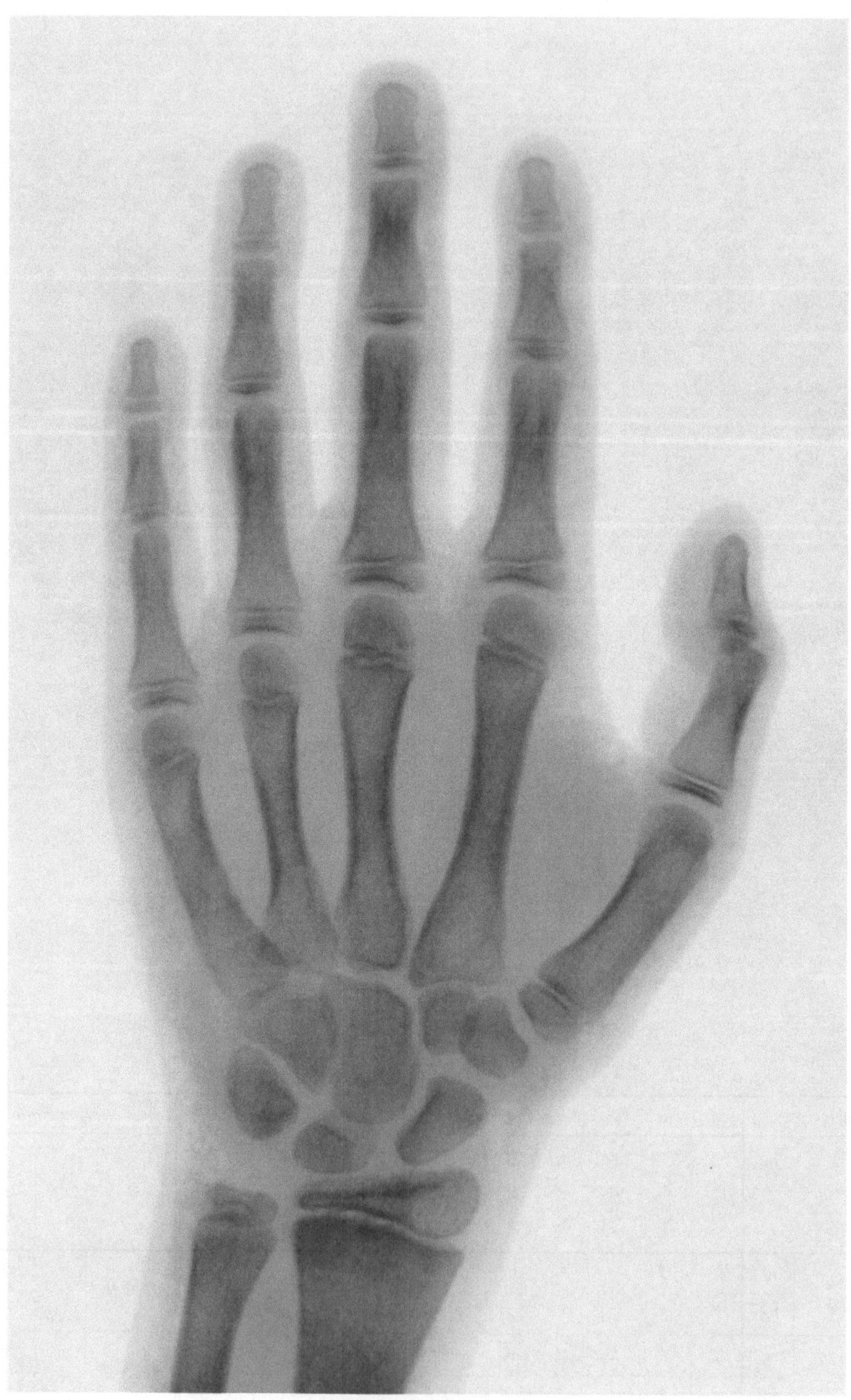

Abb. 23 b. Mittlere Norm

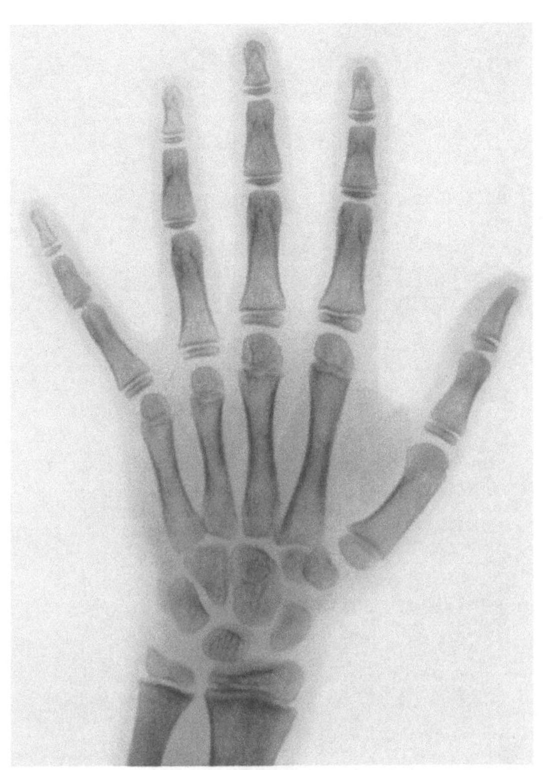

a Untere Norm

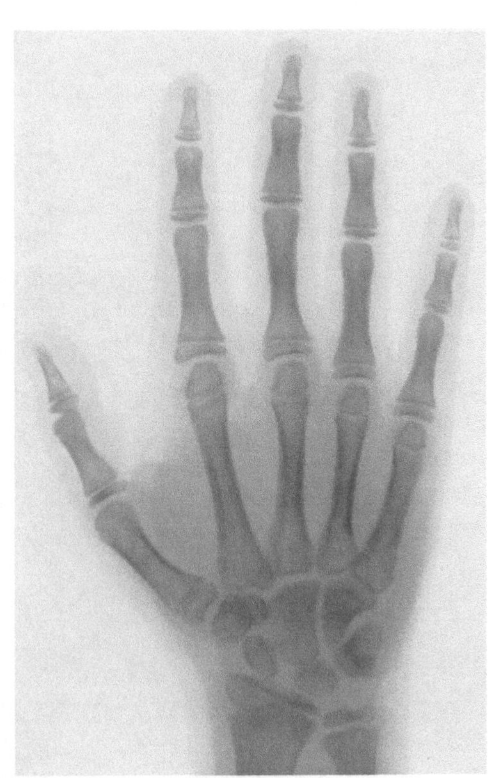

c Obere Norm

Abb. 23a—c. 12 Jahre

12 Jahre		Handwurzelkerne											Körpermaße		Länge (cm)	Gewicht (kg)
		Capit.	Hamat.	Rad.Ep.	Triqu.	Daumen Ep.	Lunat.	M. maj.	M. min.	Navic.	Ulna Ep.	Pisif.				
Breite (mm)	m	13	14	27	9	11	12	12	10	9	13	4	Knaben	m	144	35,0
	$\pm\sigma$	2	2	3	1	2	2	2	2	2	3	4		$\pm 2\sigma$	14	9,8
Höhe (mm)	m	20	17	11	13	6	10	10	9	15	7	5	Mädchen	m	145	35,5
	$\pm\sigma$	2	2	2	2	2	2	2	2	3	3	3		$\pm 2\sigma$	15	10,6

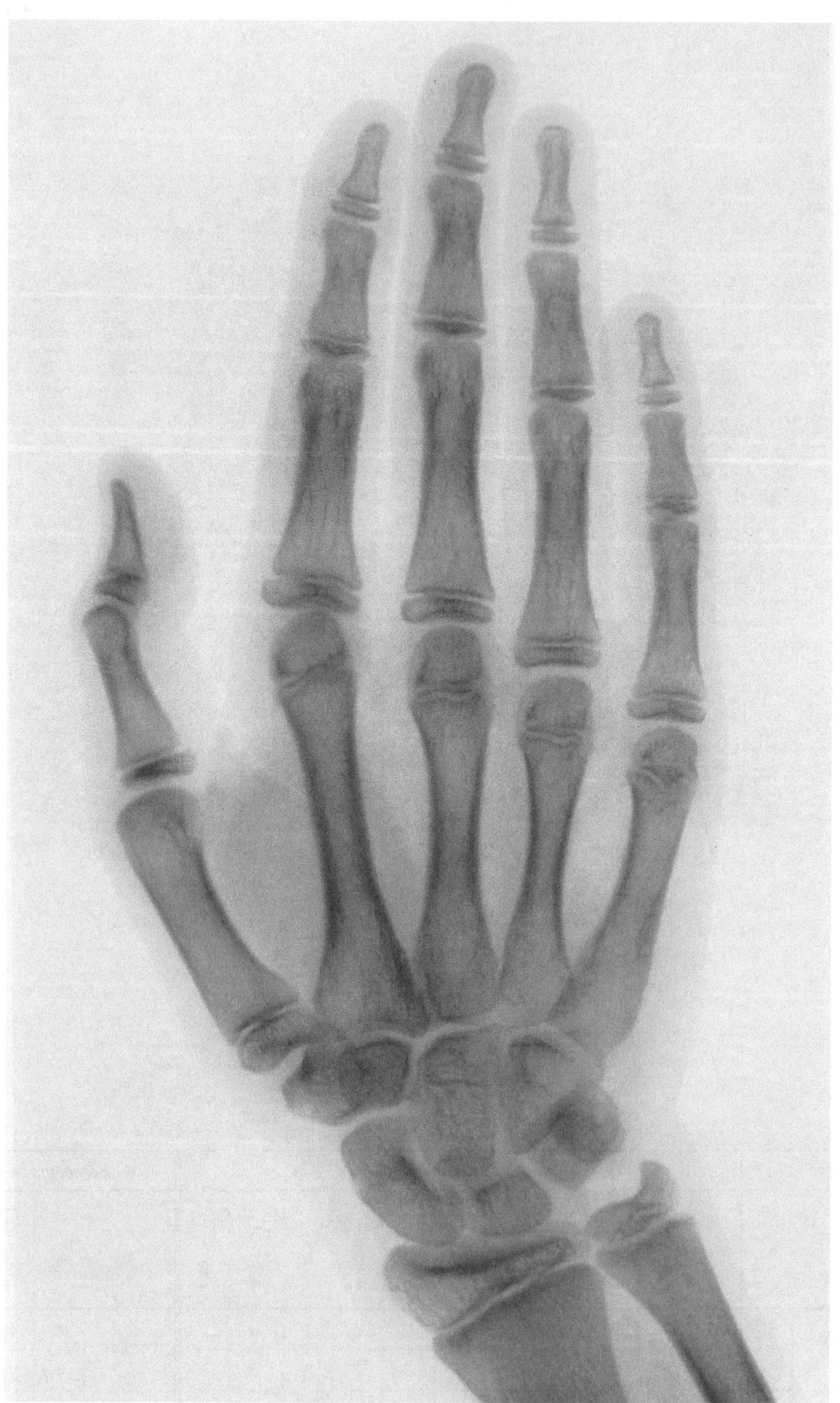

Abb. 24 b. Mittlere Norm

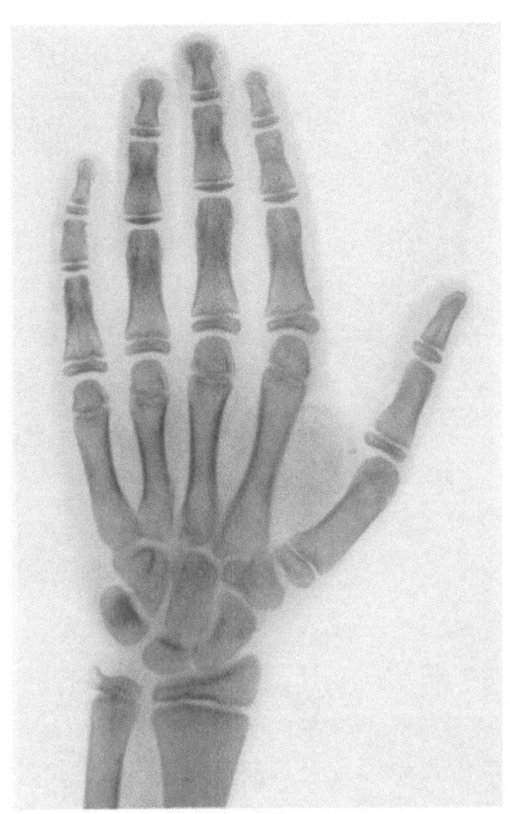

a Untere Norm

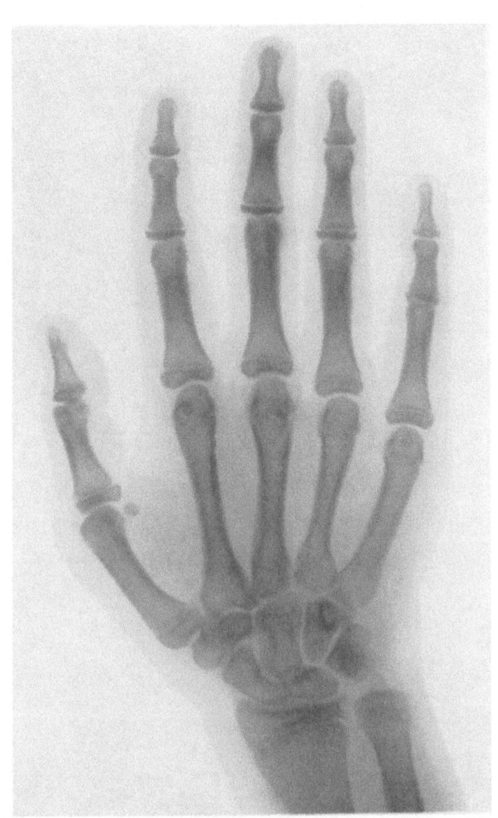

c Obere Norm

Abb. 24a—c. 13 Jahre

13 Jahre		Handwurzelkerne											Körpermaße		Länge (cm)	Gewicht (kg)
		Capit.	Hamat.	Rad.Ep.	Trigu.	Daumen Ep.	Lunat.	M. maj.	M. min.	Navic.	Ulna Ep.	Pisif.				
Breite (mm)	m	12	14	29	10	12	14	13	10	10	15	7	Knaben	m	149	38,0
	±σ	1	1	3	2	1	2	1	1	1	2	2		± 2σ	15	11,8
Höhe (mm)	m	22	18	13	14	6	10	11	10	18	8	8	Mädchen	m	151	40,0
	±σ	2	2	2	2	1	2	2	1	3	2	2		± 2σ	15	13,7

Der Processus styloides sowohl der Ulna- wie der Radiusepiphyse wird deutlich. Innerhalb des Hamatumschattens ist jetzt die Kontur des Hamulus hamati zu erkennen

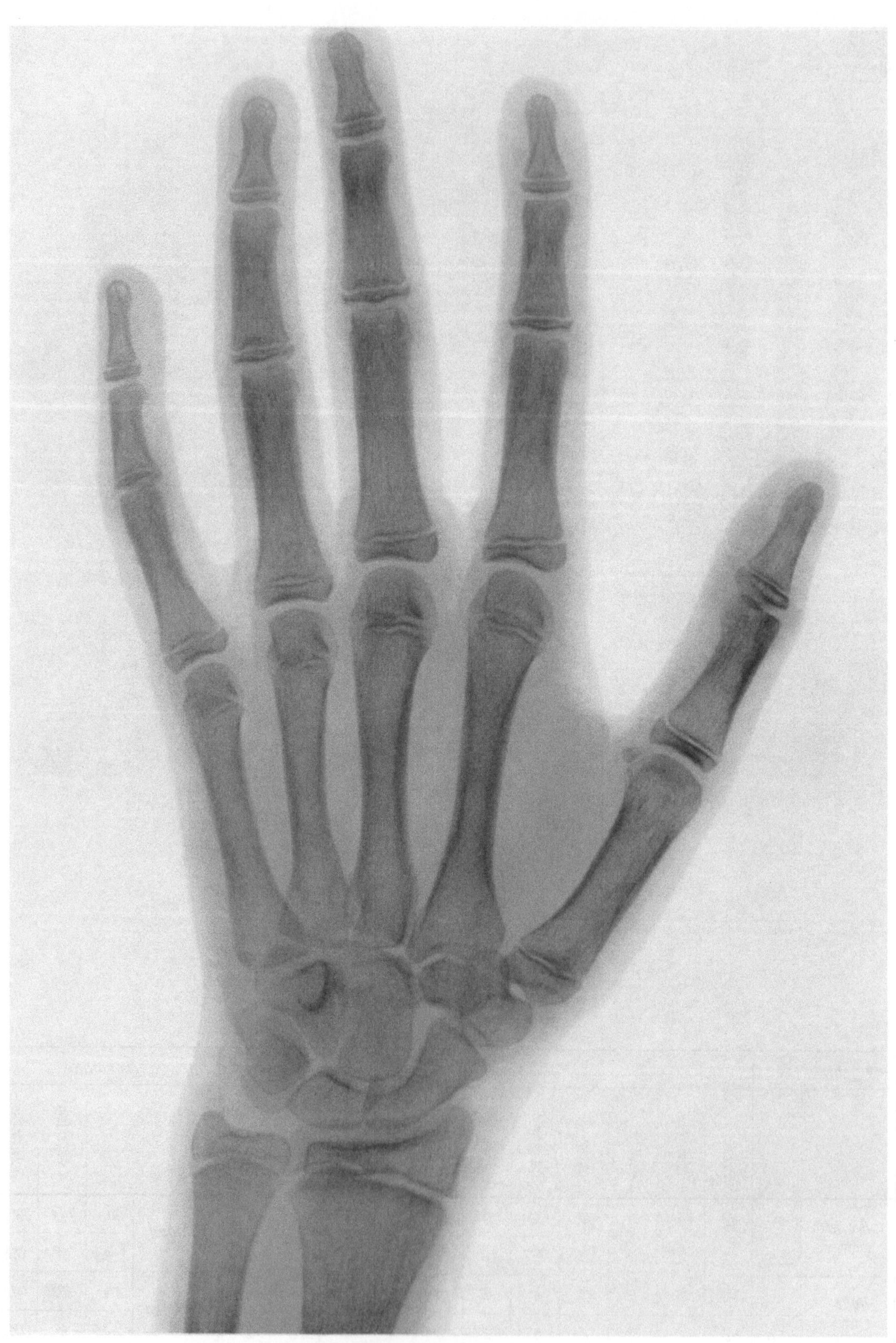

Abb. 25b. Mittlere Norm

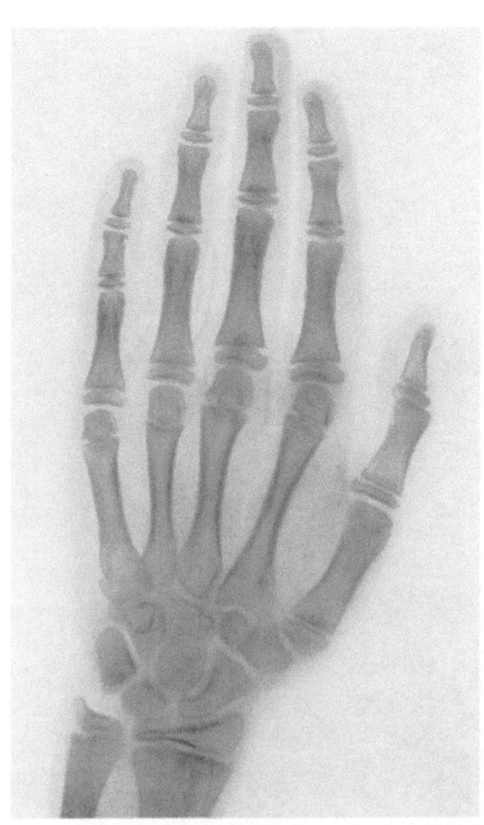

a Untere Norm

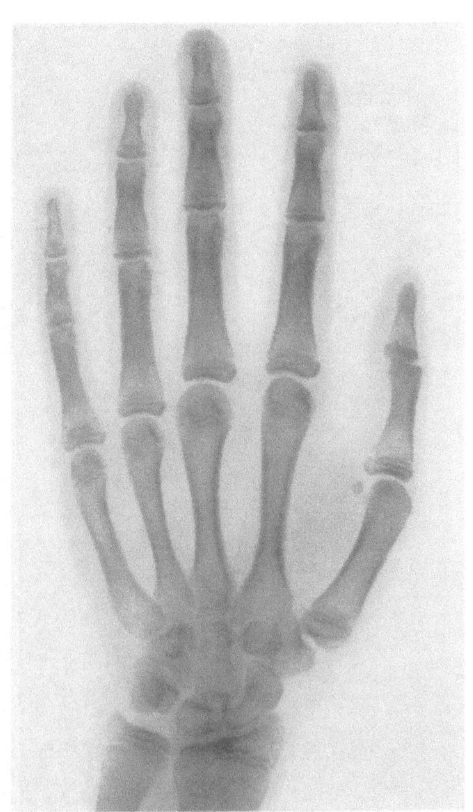

c Obere Norm

Abb. 25 a—c. 14 Jahre

14 Jahre		Handwurzelkerne											Körpermaße			
		Capit.	Hamat.	Rad. Ep.	Trigu.	Daumen Ep.	Lunat.	M. maj.	M. min.	Navic.	Ulna Ep.	Pisif.			Länge (cm)	Gewicht (kg)
Breite (mm)	m	14	14	29	10	13	14	14	11	12	16	7	Knaben	m	154	42,0
	±σ	2	1	3	1	2	2	2	2	3	2	2		± 2σ	18	15,0
Höhe (mm)	m	23	19	13	14	7	11	13	10	20	8	8	Mädchen	m	156	45,0
	±σ	2	2	2	1	2	2	2	1	3	1	2		± 2σ	14	13,8

Die Schließung der Epiphysenfugen sowohl von Radius und Ulna als auch der Metacarpalia und der Phalangen beginnt

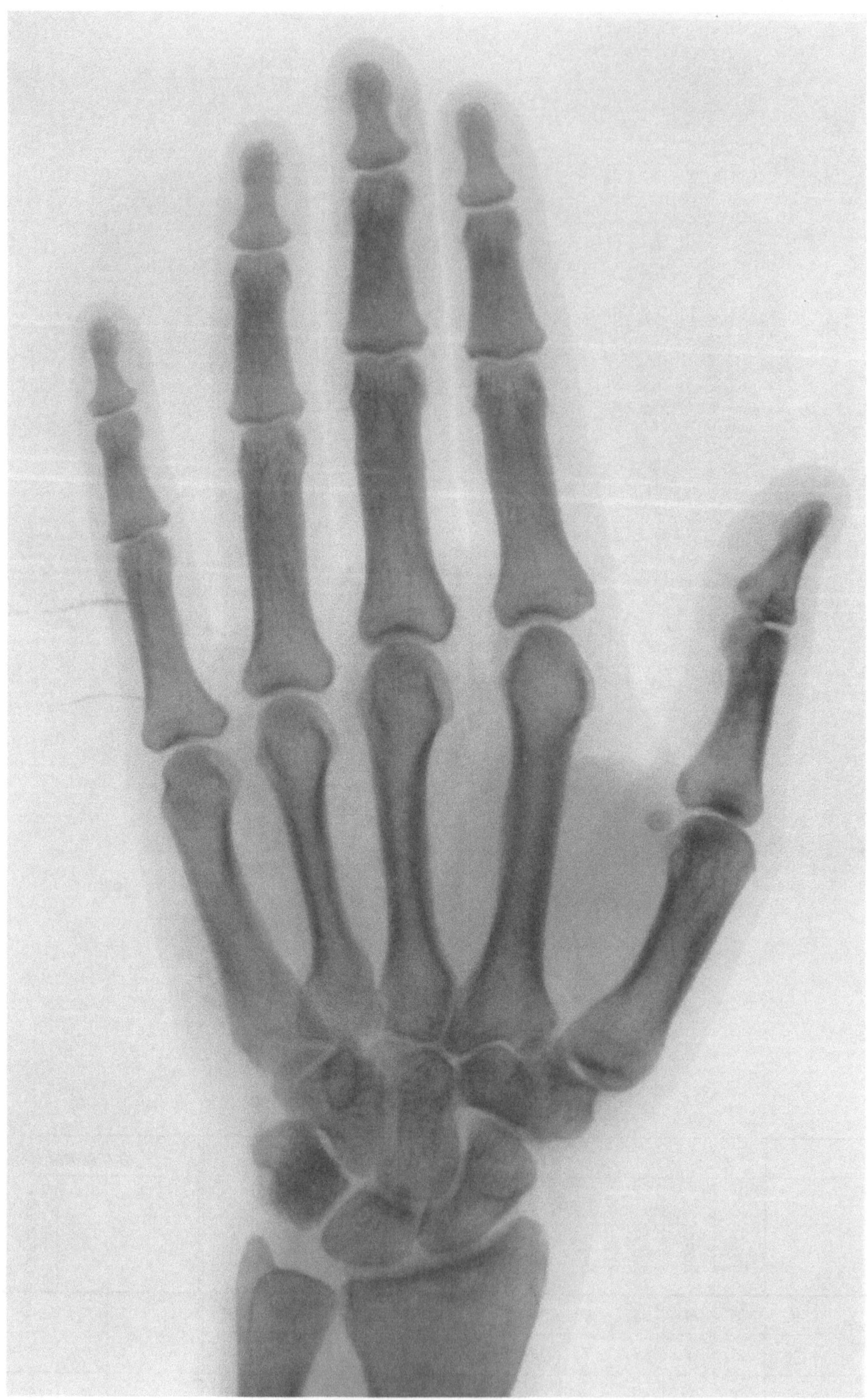

Abb. 26. 19 Jahre

Das Handskelet einer 19jährigen zeigt sämtliche Epiphysenfugen geschlossen und alle Gelenkflächen der Handwurzelknochen definitiv konturiert

4. Übersichtstabellen und -abbildungen

Tabelle 1. *Alter beim Auftreten der Carpalia und Epiphysenkerne der Hand mit Angabe der Variationsbreite* (nach STUART u. STEVENSON)

	Knaben		Mädchen	
	Mittel	Standardabweichung σ	Mittel	Standardabweichung σ
Capitatum . . .	2 Mon.	2 Mon.	2 Mon.	2 Mon.
Hamatum . . .	3 Mon.	2 Mon.	2 Mon.	2 Mon.
Radiusepiphyse .	1 Jahr, 1 Mon.	5 Mon.	10 Mon.	4 Mon.
Prox. Phal. II .	1 Jahr, 4 Mon.	4 Mon.	11 Mon.	3 Mon.
Prox. Phal. III .	1 Jahr, 4 Mon.	4 Mon.	10 Mon.	3 Mon.
Prox. Phal. IV .	1 Jahr, 5 Mon.	5 Mon.	11 Mon.	3 Mon.
Dist. Phal. I . .	1 Jahr, 7 Mon.	7 Mon.	1 Jahr	4 Mon.
Metacarp. II . .	1 Jahr, 6 Mon.	5 Mon.	1 Jahr	3 Mon.
Metacarp. III . .	1 Jahr, 8 Mon.	5 Mon.	1 Jahr, 1 Mon.	3 Mon.
Prox. Phal. V . .	1 Jahr, 9 Mon.	5 Mon.	1 Jahr, 2 Mon.	4 Mon.
Metacarp. IV . .	1 Jahr, 11 Mon.	6 Mon.	1 Jahr, 3 Mon.	4 Mon.
Mittelphal. IV .	2 Jahre	6 Mon.	1 Jahr, 3 Mon.	5 Mon.
Mittelphal. III .	2 Jahre	6 Mon.	1 Jahr, 3 Mon.	5 Mon.
Mittelphal. II . .	2 Jahre, 2 Mon.	6 Mon.	1 Jahr, 4 Mon.	5 Mon.
Metacarp. V . .	2 Jahre, 2 Mon.	7 Mon.	1 Jahr, 4 Mon.	5 Mon.
Dist. Phal. IV .	2 Jahre, 4 Mon.	6 Mon.	1 Jahr, 6 Mon.	1 Jahr, 3 Mon.
Dist. Phal. III . .	2 Jahre, 4 Mon.	6 Mon.	1 Jahr, 6 Mon.	4 Mon.
Triquetrum . . .	2 Jahre, 6 Mon.	1 Jahr, 4 Mon.	1 Jahr, 9 Mon.	1 Jahr, 2 Mon.
Daumenepiphyse	2 Jahre, 8 Mon.	9 Mon.	1 Jahr, 6 Mon.	5 Mon.
Prox. Phal. I . .	2 Jahre, 8 Mon.	7 Mon.	1 Jahr, 8 Mon.	5 Mon.
Dist. Phal. II . .	3 Jahre, 1 Mon.	8 Mon.	1 Jahr, 11 Mon.	6 Mon.
Dist. Phal. V . .	3 Jahre, 1 Mon.	9 Mon.	1 Jahr, 11 Mon.	6 Mon.
Mittelphal. V . .	3 Jahre, 3 Mon.	10 Mon.	1 Jahr, 10 Mon.	7 Mon.
Lunatum	3 Jahre, 6 Mon.	1 Jahr, 7 Mon.	2 Jahre, 2 Mon.	1 Jahr, 1 Mon.
Mult. majus . .	5 Jahre, 7 Mon.	1 Jahr, 7 Mon.	3 Jahre, 11 Mon.	1 Jahr, 2 Mon.
Mult. minus . .	5 Jahre, 9 Mon.	1 Jahr, 3 Mon.	4 Jahre, 1 Mon.	1 Jahr
Naviculare . . .	5 Jahre, 6 Mon.	1 Jahr, 3 Mon.	4 Jahre, 3 Mon.	1 Jahr
Ulnaepiphyse . .	6 Jahre, 10 Mon.	1 Jahr, 2 Mon.	5 Jahre, 9 Mon.	1 Jahr, 1 Mon.
Pisiforme . . .	—	—	—	—
Sesamum I . . .	12 Jahre, 8 Mon.	1 Jahr, 6 Mon.	10 Jahre, 1 Mon.	1 Jahr, 1 Mon.

Tabelle 2. *Zusammenhänge zwischen Körperlänge und Handlänge*

Der Mittelwert stellt das arithmetische Mittel dar, die unteren und oberen Grenzwerte repräsentieren die tatsächlich gemessenen Grenzwerte. Wertangaben in Millimetern. Zur Orientierung wurde das den jeweiligen Körperlängenklassen entsprechende Alter eingefügt.

Körperlänge cm	Altersvariation	Unterer Grenzwert	Mittelwert	Oberer Grenzwert
50—54	Neugeborenes	67	71	75
55—59	2—4 Mon.	69	76	81
60—64	3—5 Mon.	75	80	84
65—69	6—8 Mon.	81	87	92
70—74	9—12 Mon.	85	93	100
75—79	12—15 Mon.	95	98	102
80—84	15—20 Mon.	97	103	108
85—89	$1^1/_2$—$2^1/_2$ Jahre	105	110	115
90—94	2—3 Jahre	112	117	121
95—99	$2^1/_2$—$3^1/_2$ Jahre	113	118	123
100—104	3—$4^1/_2$ Jahre	119	125	130
105—109	$3^1/_2$—5 Jahre	127	131	136
110—114	4—6 Jahre	135	138	142
115—119	5—7 Jahre	136	140	144
120—124	6—$7^1/_2$ Jahre	145	149	152
125—129	7—$8^1/_2$ Jahre	147	153	157
130—134	$7^1/_2$—$9^1/_2$ Jahre	154	161	168
135—139	$8^1/_2$—$10^1/_2$ Jahre	158	167	175
140—144	$9^1/_2$—$11^1/_2$ Jahre	168	173	180
145—149	10—13 Jahre	170	176	182
150—159	$11^1/_2$—$14^1/_2$ Jahre	177	186	194

Tabelle 3. *Größenentwicklung der Handwurzelknochen*
Werte in Millimetern. Höhe = größter Durchmesser in kraniocaudaler

Alter		Capit. Br.	Capit. H.	Hamat. Br.	Hamat. H.	Rad. Ep. Br.	Rad. Ep. H.	Triqu. Br.	Triqu. H.	Daum. Ep. Br.	Daum. Ep. H.
3 Mon.	m	1,3	1,5	1,4	1,2						
	±σ	1,3	1,5	1,1	1,0						
6 Mon.	m	3,7	4,1	3,1	2,9						
	±σ	0,7	0,9	1,1	1,0						
9 Mon.	m	4,0	4,8	4,1	3,7						
	±σ	0,8	1,3	1,3	1,3						
12 Mon.	m	4,6	5,2	4,4	4,1	1,9	1,0				
	±σ	0,7	1,1	0,8	0,9	2,1	1,1				
1¹/₂ Jahre	m	5,3	6,6	5,3	5,2	4,8	2,4				
	±σ	0,8	1,5	0,9	0,9	3,6	1,7				
2 Jahre	m	5,7	7,1	5,8	5,8	7,2	3,2	0,8	1,0		
	±σ	0,9	1,3	0,8	0,9	2,4	1,3	1,4	1,7		
2¹/₂ Jahre	m	5,9	8,2	6,1	6,2	8,8	3,9	1,4	1,5	1,8	0,9
	±σ	0,9	1,9	1,2	1,3	1,9	1,3	1,6	1,8	2,0	1,1
3 Jahre	m	6,5	8,6	6,5	6,8	10,0	4,3	2,7	2,9	2,5	1,5
	±σ	0,8	1,7	1,0	1,1	2,1	0,9	1,8	2,2	1,9	1,2
3¹/₂ Jahre	m	6,7	9,8	7,0	7,2	11,0	4,5	3,0	3,0	2,7	1,5
	±σ	1,2	2,1	1,1	1,3	2,3	1,0	1,9	2,2	2,2	1,3
4 Jahre	m	7,2	11,2	7,6	8,6	11,9	4,8	3,6	3,9	3,9	2,3
	±σ	0,8	1,3	0,9	1,1	2,1	0,9	1,6	2,0	1,5	1,2
4¹/₂ Jahre	m	8,1	12,1	7,9	8,9	13,8	5,2	4,5	5,7	5,6	3,3
	±σ	0,7	0,7	0,5	0,6	1,3	0,8	0,7	1,4	0,9	0,7
5 Jahre	m	8,5	14,1	8,5	10,4	15,2	6,0	5,1	7,5	6,0	3,4
	±σ	1,0	1,4	0,6	1,0	2,3	1,0	0,8	1,2	1,2	0,9
6 Jahre	m	9,3	15,0	9,0	11,3	17,9	6,8	5,6	8,2	6,9	3,5
	±σ	1,0	1,7	0,9	1,1	2,2	0,9	0,5	1,0	1,3	0,8
7 Jahre	m	9,8	16,3	9,8	12,3	19,3	7,2	6,3	9,9	8,0	4,0
	±σ	1,3	2,4	1,1	2,1	2,2	1,0	1,1	1,8	1,2	0,8
8 Jahre	m	10,1	17,2	10,7	12,7	20,8	7,7	6,7	10,0	8,6	4,3
	±σ	1,3	1,8	1,3	1,6	2,4	1,1	1,1	1,6	1,1	1,4
9 Jahre	m	10,9	18,8	11,1	14,1	22,3	8,2	7,2	11,1	9,2	5,0
	±σ	1,0	1,6	0,9	1,4	2,1	0,9	1,0	0,8	1,2	0,9
10 Jahre	m	12,1	20,0	12,2	15,9	24,4	9,2	7,9	12,6	10,6	5,4
	±σ	1,8	1,9	1,4	1,8	2,0	1,5	1,2	2,2	1,2	1,1
11 Jahre	m	12,2	20,0	13,1	16,3	24,5	9,5	8,6	12,8	10,8	5,7
	±σ	1,4	2,1	1,5	2,2	2,3	1,3	1,3	1,5	1,6	1,3
12 Jahre	m	12,5	20,4	13,9	16,5	26,7	10,6	8,7	13,4	11,4	5,7
	±σ	1,6	2,2	1,7	2,3	2,7	2,2	1,4	1,6	1,6	1,6
13 Jahre	m	12,4	21,6	14,1	17,6	28,6	12,5	9,5	14,0	12,4	6,1
	±σ	1,0	1,7	1,2	2,2	3,0	2,0	1,5	2,0	1,2	1,2
14 Jahre	m	14,3	22,7	14,4	18,8	29,4	12,8	9,6	14,3	13,2	6,6
	±σ	1,9	1,8	1,0	1,8	3,3	1,5	1,1	1,2	1,5	1,5

mit Angabe der Standardabweichung
Richtung. Breite = größter Querdurchmesser, senkrecht zur Höhe gemessen.

Lunat.		M. majus		M. minus		Navicul.		Ulnaep.		Pisif.	
Br.	H.	Br.	H.	Br.	H.	Br.	H.	Br.	H.	Br.	H.
2,3 2,1	1,8 1,8										
4,9 1,0	3,3 0,6										
5,0 1,8	3,9 1,5	3,2 1,9	2,8 1,4	1,8 2,4	1,6 2,3	1,4 1,8	1,9 2,2				
7,0 1,5	5,8 1,5	5,7 2,3	4,7 2,1	4,7 2,2	4,6 2,3	3,9 2,0	5,2 2,4				
7,8 2,1	6,1 1,2	7,2 1,7	6,0 1,7	5,9 1,8	6,3 1,8	5,0 1,9	7.3 2,8	6,2 5,0	1,9 1,9		
9,0 2,0	6,6 1,3	8,2 1,7	6,4 1,9	6,8 1,7	6,7 1,8	6,0 1,6	9,2 2,7	6,7 3,3	3,0 1,5		
10,3 1,8	7,1 1,2	8,9 1,8	7,7 2,1	8,2 1,3	7,8 1,3	6,9 1,6	10,3 2,2	10,3 2,8	4,2 1,0		
11,8 2,6	8,6 2,0	10,4 1,8	8,9 2,1	9,0 1,5	8,3 1,5	8,6 1,4	13,2 2,9	12,5 2,2	5,4 1,4	1,7 2,5	0,9 2,9
12,1 2,1	9,4 1,2	11,0 2,1	9,3 1,8	9,6 1,5	8,7 1,5	9,3 1,5	13,4 2,9	12,5 2,0	5,7 1,7	4,0 2,7	4,1 2,8
12,4 1,8	9,5 1,9	11,8 1,6	10,1 2,0	9,8 1,6	9,1 1,6	9,4 1,8	15,3 3,4	13,0 3,1	6,7 2,8	4,4 3,8	4,6 3,3
13,6 1,9	10,4 1,9	12,8 1,4	11,1 2,2	10,0 1,2	9,5 1,3	9,9 1,4	17,9 3,1	15,0 2,3	7,5 2,4	6,6 1,8	7,5 2,3
13,8 2,1	11,1 2,1	14,1 1,9	12,6 2,3	11,4 1,8	10,1 1,1	12,2 2,8	19,6 3,3	16,4 1,6	7,6 1,4	7,1 2,2	7,6 1,9

Tabelle 4. *Zusammenhänge zwischen Handwurzelkernentwicklung, Handwurzelknochengröße und Körperlänge*

Bei den einzelnen Handwurzelknochen sind Mittelwerte, obere und untere Grenzwerte angegeben. Die Maße sind in den Körpergrößenklassen erstmalig aufgeführt, in denen der entsprechende Knochenkern in mehr als 50% der Fälle nachweisbar war; Körperlängenangaben in Zentimetern, Knochengrößenmaße in Millimetern.

| Körperlänge | Capitatum | | | | | | Hamatum | | | | | | Radiusepiphysenkern | | | | | | Triquetrum | | | | | |
| | Höhe | | | Breite | | | Höhe | | | Breite | | | Höhe | | | Breite | | | Höhe | | | Breite | | |
cm	Unterer Grenzwert	Mittelwert	Oberer Grenzwert	Unterer Grenzwert	Mittelwert	Oberer Grenzwert	Unterer Grenzwert	Mittelwert	Oberer Grenzwert	Unterer Grenzwert	Mittelwert	Oberer Grenzwert	Unterer Grenzwert	Mittelwert	Oberer Grenzwert	Unterer Grenzwert	Mittelwert	Oberer Grenzwert	Unterer Grenzwert	Mittelwert	Oberer Grenzwert	Unterer Grenzwert	Mittelwert	Oberer Grenzwert
50—54																								
55—59	1	2,5	3	1	2,5	3	1	2,0	3	1	2,1	3												
60—64	1	3,0	4	1	3,0	4	1	2,3	3	1	2,6	4												
65—69	2	3,9	5	2	3,5	5	1	3,2	5	1	3,0	5												
70—74	3	4,9	7	4	4,4	5	2	4,2	6	3	3,8	5												
75—79	4	5,7	7	4	4,8	5	3	5,1	7	4	4,5	6	2	2,6	4	3	4,9	7						
80—84	5	6,2	9	5	5,4	6	4	5,6	7	4	5,3	6	1	2,8	4	3	6,1	10						
85—89	7	7,9	10	5	6,1	7	6	6,7	8	5	5,7	7	2	3,5	5	4	8,2	11	1	2,5	4	2	2,5	4
90—94	7	9,0	11	5	6,5	8	6	7,4	9	5	6,2	7	3	4,1	5	7	10,0	13	2	3,6	6	2	3,1	4
95—99	9	10,5	12	6	7,2	8	7	8,7	10	6	6,9	8	4	4,6	6	9	11,8	15	3	4,5	6	2	3,8	5
100—104	11	12,4	14	7	8,0	9	8	9,6	11	7	7,6	9	4	5,0	6	10	13,5	17	4	6,0	8	3	4,6	6
105—109	11	13,1	15	7	8,2	9	8	10,1	12	7	7,8	9	5	5,8	6	12	15,3	18	4	6,5	9	4	4,7	6
110—114	12	13,8	15	8	8,9	10	9	11,1	13	7	8,4	10	5	6,0	7	14	16,7	19	6	7,5	9	5	5,4	6
115—119	12	15,3	18	9	9,3	10	10	120	14	8	9,2	11	6	6,7	8	16	18,2	20	7	8,8	10	6	6,2	7
120—124	15	16,5	18	9	9,8	11	12	13,1	14	9	9,9	11	7	7,2	8	18	20,1	22	8	9,5	11	6	6,5	7
125—129	16	17,4	18	10	10,2	11	13	14,1	15	9	10,5	12	7	7,5	9	18	21,1	23	10	10,6	12	6	7,1	8
130—134	17	18,3	20	10	10,8	12	14	15,8	18	10	11,4	13	7	8,0	10	20	22,6	25	10	11,7	14	6	7,6	9
135—139	18	19,2	21	10	11,3	12	15	17,1	19	11	12,1	14	8	9,5	12	22	24,5	27	11	12,7	14	7	8,1	9
140—144	19	20,2	22	10	11,3	13	16	18,8	20	12	13,0	15	9	10,3	12	23	25,4	28	12	13,2	15	7	8,3	10
145—149	20	20,7	23	11	11,7	13	16	19,0	21	12	13,6	15	9	11,0	12	24	27,2	29	12	13,6	16	8	9,2	10
150—159	20	21,8	24	12	12,5	13	18	20,3	23	12	14,1	16	12	13,0	15	27	29,0	31	13	14,8	16	8	9,5	11

Daumenepiphysenkern

Körperlänge cm	Höhe Unterer Grenzwert	Höhe Mittelwert	Höhe Oberer Grenzwert	Breite Unterer Grenzwert	Breite Mittelwert	Breite Oberer Grenzwert
80—84						
85—89						
90—94	1	2,0	3	2	3,2	5
95—99	1	2,4	3	2	4,0	6
100—104	2	2,9	4	2	5,2	6
105—109	2	3,3	4	4	5,8	7
110—114	3	3,9	5	5	6,8	8
115—119	3	3,9	5	5	7,2	9
120—124	3	4,5	6	6	8,0	10
125—129	4	5,1	7	7	8,9	10
130—134	4	5,2	7	8	10,1	12
135—139	5	5,7	7	9	10,8	13
140—144	5	6,0	7	11	11,6	13
145—149	5	6,1	7	11	12,0	13
150—159	5	6,5	8	12	12,8	14

Lunatum

Körperlänge cm	Höhe Unterer Grenzwert	Höhe Mittelwert	Höhe Oberer Grenzwert	Breite Unterer Grenzwert	Breite Mittelwert	Breite Oberer Grenzwert
100—104	2	3,3	5	3	4,6	6
105—109	2	4,0	6	4	5,2	7
110—114	3	4,5	6	4	5,8	7
115—119	4	5,7	7	5	7,2	10
120—124	4	6,0	7	5	8,2	11
125—129	5	7,2	9	7	9,4	11
130—134	6	8,1	10	9	10,6	12
135—139	7	8,5	11	10	12,3	14
140—144	7	8,8	11	11	12,5	14
145—149	8	9,4	12	12	13,1	15
150—159	8	10,6	13	12	13,7	17

Multangulum majus

Körperlänge cm	Höhe Unterer Grenzwert	Höhe Mittelwert	Höhe Oberer Grenzwert	Breite Unterer Grenzwert	Breite Mittelwert	Breite Oberer Grenzwert
100—104	1	2,5	4	2	3,0	4
105—109	1	3,8	5	2	4,2	6
110—114	2	4,2	6	3	5,4	7
115—119	2	5,2	7	3	6,5	8
120—124	3	5,8	8	4	6,9	10
125—129	4	7,0	9	7	9,1	11
130—134	6	8,1	10	8	10,2	12
135—139	7	9,0	11	9	11,0	14
140—144	8	10,0	12	10	12,0	15
145—149	9	11,0	13	11	12,5	15
150—159	10	12,4	14	12	14,2	17

Multangulum minus

Körperlänge cm	Höhe Unterer Grenzwert	Höhe Mittelwert	Höhe Oberer Grenzwert	Breite Unterer Grenzwert	Breite Mittelwert	Breite Oberer Grenzwert
100—104	2	3,5	5	2	3,5	5
105—109	2	4,8	6	2	4,5	6
110—114	2	5,0	6	2	4,8	6
115—119	3	5,2	7	3	5,3	7
120—124	4	6,3	8	4	6,2	8
125—129	5	7,1	9	6	7,2	9
130—134	6	7,9	9	6	7,9	9
135—139	7	8,8	10	7	9,0	11
140—144	8	9,2	10	9	9,7	11
145—149	9	9,5	11	9	10,1	12
150—159	9	10,0	11	10	10,5	12

Naviculare

Körperlänge cm	Höhe Unterer Grenzwert	Höhe Mittelwert	Höhe Oberer Grenzwert	Breite Unterer Grenzwert	Breite Mittelwert	Breite Oberer Grenzwert
95—99						
100—104						
105—109						
110—114	2	4,5	7	1	3,5	5
115—119	4	7,0	10	3	5,0	7
120—124	6	8,5	11	5	5,9	8
125—129	7	9,5	12	6	6,5	8
130—134	8	12,5	15	6	7,7	9
135—139	10	13,8	18	6	9,2	12
140—144	12	15,2	18	7	9,5	12
145—149	13	16,2	19	8	11,0	13
150—159	16	17,5	22	9	11,2	13

Ulnaepiphysenkern

Körperlänge cm	Höhe Unterer Grenzwert	Höhe Mittelwert	Höhe Oberer Grenzwert	Breite Unterer Grenzwert	Breite Mittelwert	Breite Oberer Grenzwert
110—114	8					
115—119	2	3,0	4	4	6,0	8
120—124	2	3,4	5	4	7,2	8
125—129	2	4,0	6	4	9,0	13
130—134	3	4,4	6	6	10,0	14
135—139	3	5,1	7	9	12,3	15
140—144	5	6,4	8	12	14,5	16
145—149	6	7,8	10	13	14,9	16
150—159	6	8,2	10	14	16,0	18

Pisiforme

Körperlänge cm	Höhe Unterer Grenzwert	Höhe Mittelwert	Höhe Oberer Grenzwert	Breite Unterer Grenzwert	Breite Mittelwert	Breite Oberer Grenzwert
135—139	3	6,0	9	2	6,1	10
140—144	5	7,0	9	5	7,2	9
145—149	6	7,5	9	6	8,1	11
150—159	8	9,1	11	8	9,2	11

Tabelle 5. *Röhrenknochenlängen der oberen Extremitäten in bezug auf das Alter*

Alter in Jahren	Humerus			Radius			Ulna		
	Unterer Grenzwert	Mittelwert	Oberer Grenzwert	Unterer Grenzwert	Mittelwert	Oberer Grenzwert	Unterer Grenzwert	Mittelwert	Oberer Grenzwert
$0-{}^3/_{12}$	6,0	7,0	8,2	4,6	5,5	6,6	5,0	6,2	6,9
${}^4/_{12}-{}^6/_{12}$	7,1	8,3	9,3	5,7	6,5	7,4	6,3	7,2	8,0
${}^7/_{12}-{}^9/_{12}$	8,3	9,2	9,7	6,5	6,9	7,5	7,2	7,7	8,3
${}^{10}/_{12}-1$	9,3	10,2	11,3	7,3	7,7	8,2	7,7	8,5	9,4
$1^1/_{12}-1^6/_{12}$	9,7	11,1	12,4	7,5	8,3	9,2	8,5	8,8	10,6
$1^7/_{12}-2$	10,9	11,8	13,1	7,9	8,9	10,0	9,1	10,0	11,0
$2^1/_{12}-2^6/_{12}$	12,4	13,4	14,5	8,9	10,0	11,0	10,4	11,2	12,0
$2^7/_{12}-3$	13,2	14,2	15,2	9,5	10,3	11,3	10,4	11,4	12,5
$3^1/_{12}-4$	12,2	15,3	16,7	9,2	11,1	12,5	9,4	12,2	13,0
$4^1/_{12}-5$	15,0	16,1	17,0	10,8	11,7	12,6	11,7	12,9	14,1
$5^1/_{12}-6$	15,5	17,7	20,0	11,0	13,0	15,0	12,3	14,3	16,0
$6^1/_{12}-7$	17,5	19,3	20,4	12,0	13,8	15,5	13,3	15,1	16,8
$7^1/_{12}-8$	19,3	20,1	21,0	14,0	15,2	16,9	15,3	16,6	18,3
$8^1/_{12}-9$	20,0	21,0	21,8	14,2	15,4	16,5	16,2	16,7	17,4
$9^1/_{12}-10$	20,0	22,3	26,2	14,2	15,8	17,2	15,3	17,0	19,9
$10^1/_{12}-11$	17,7	23,0	25,0	13,0	16,6	19,6	14,4	17,8	21,0
$11^1/_{12}-12$	23,2	25,6	27,8	17,1	18,6	19,9	18,6	20,6	21,9
$12^1/_{12}-13$	24,9	25,9	26,7	18,9	19,2	20,0	20,5	20,9	21,6
$13^1/_{12}-14$	27,0	27,5	28,0	18,9	19,9	21,1	19,0	21,4	23,0

Tabelle 6. *Röhrenknochendaten der oberen Extremitäten in bezug auf die Körperlänge*

Körpergröße cm	Humerus			Radius			Ulna		
	Unterer Grenzwert	Mittelwert	Oberer Grenzwert	Unterer Grenzwert	Mittelwert	Oberer Grenzwert	Unterer Grenzwert	Mittelwert	Oberer Grenzwert
45—49	5,9	6,2	6,8	4,6	5,0	5,3	5,4	5,7	6,0
50—54	6,2	6,7	7,5	5,0	5,5	6,1	5,9	6,3	6,9
55—59	6,9	7,5	8,5	5,3	5,8	6,7	6,0	6,5	6,9
60—64	8,0	8,5	9,5	5,9	6,5	6,9	6,7	7,2	7,7
65—69	8,0	9,0	10,0	6,1	6,9	7,5	6,9	7,7	8,3
70—74	8,3	9,8	10,9	7,2	7,5	8,1	7,7	8,3	9,5
75—79	9,5	10,9	12,0	7,3	8,3	9,4	8,3	9,4	10,5
80—84	9,6	11,7	12,6	7,4	8,7	10,0	8,1	9,7	10,7
85—89	12,0	13,2	14,0	9,0	9,8	11,0	9,4	10,9	12,1
90—94	13,0	14,0	15,0	9,7	10,2	11,1	10,8	11,3	12,4
95—99	14,2	15,4	16,1	10,3	11,3	12,0	11,7	12,5	13,1
100—104	15,0	16,2	18,1	10,8	11,8	13,0	11,7	13,0	14,9
105—109	16,3	17,5	18,6	11,9	12,8	13,7	13,6	14,2	14,9
110—114	17,4	17,8	18,8	12,3	13,5	15,3	13,9	14,7	16,0
115—119	17,7	19,2	20,1	13,0	14,1	15,5	14,4	15,4	16,1
120—124	19,8	21,0	22,3	14,2	15,0	15,7	15,7	16,4	17,0
125—129	21,0	22,2	23,5	15,2	16,3	17,6	17,5	17,7	18,3
130—134	21,8	22,8	23,5	16,6	16,8	17,8	18,0	18,5	19,9
135—139	23,7	24,2	24,8	16,9	17,2	18,5	17,3	18,7	20,4
140—144	24,8	26,3	27,2	17,1	17,7	18,9	17,9	19,0	20,8
145—149				18,5	19,2	19,9	20,8	21,3	21,9
150—154	27,0	27,6	28,0	18,9	19,8	21,2	20,6	22,0	23,2
155—159	28,2	29,1	30,0	20,2	21,0	22,5	22,3	23,0	24,0

Tabelle 7. *Embryonale Gliedmaßendifferenzierung*

Größe des Embryos	Entwicklungsstand der oberen Extremitäten
3,4—3,7 mm (Scheitel-Steißlänge)	nicht angelegt
4 mm (etwa 3 Wochen)	*ungegliederte Knospen* oder Wülste
4,7—4,9 mm (4. Woche, 36 Ursegmente)	plattenförmig
5,0—7,0 mm (38 Ursegmente, 35 Tage)	plattenförmig, an der Basis etwa 1 mm breit, 0,85 mm lang
7 mm (3 Kopf-, 37 Rumpfsomiten, 27.—28. Tag)	Skelet im *Mesenchymstadium.* Als Mesenchymverdichtung ist der Humerus auszumachen
8 mm	Obere Extremität etwa 1,85 mm lang, 1,15 mm breit (Basis). Das distale Segment beginnt sich abzugliedern. Noch kein Vorknorpel
9 mm (40 Tage)	kurze stummelförmige Vorstülpungen, an deren *Ende eine Epithelleiste* sichtbar ist
10 mm	Gliedmaßenanlage *dreigegliedert.* Das distale Segment zeigt randständige Einkerbungen. Länge der Gliedmaßen 2,5 mm
11 mm	Humerus, Radius und Ulna *vorknorpelig*
12 mm	Humerus knorpelig, Radius und Ulna jungknorpelig
14 mm	Arm dreigegliedert, 3,4 mm lang. Randständige Einkerbungen im distalen Segment
15 mm	Arm dreigegliedert, distales Ende *5strahlig*
16 mm (45 Tage)	Muskel- und Sehnenanlagen sichtbar
17 mm	Arm im Ellbogen abgeknickt. Vorderarm und Hand liegen an der Thoraxvorderfläche. Hand 5strahlig. Die Differenzierung der *Muskeln* beginnt bei den Schultern und nimmt nach distal ab
18 mm	Ellbogen rechtwinkelig, *Finger frei.* Muskeldifferenzierung schreitet distal fort
20 mm	Knochen am Humerus
23 mm	*Handwurzelknochen und Phalangen* angelegt
26 mm (60 Tage)	*Knochenbildung* an Humerus, Radius und Ulna. Das *Knorpelskelet ist bis in die Endphalangen der Zehen angelegt*

Tabelle 8. *Primäre Ossifikationszentren*

Zeitpunkt der ersten Knochenkernanlage in den embryonal ossifizierenden Röhrenknochen der oberen Extremität.

Clavicula	7. Embryonalwoche
Humerus	8. Embryonalwoche
Radius	8. Embryonalwoche
Ulna	8. Embryonalwoche
Metacarpalia II, III	9. Embryonalwoche
Metacarpalia I, IV, V	10. Embryonalwoche
Endphalangen I—V	9. Embryonalwoche
Grundphalangen II, III	9. Embryonalwoche
Grundphalangen I, IV	10. Embryonalwoche
Grundphalanx V	11.—12. Embryonalwoche
Mittelphalangen II, III, IV	12. Embryonalwoche
Mittelphalanx V	13.—16. Embryonalwoche

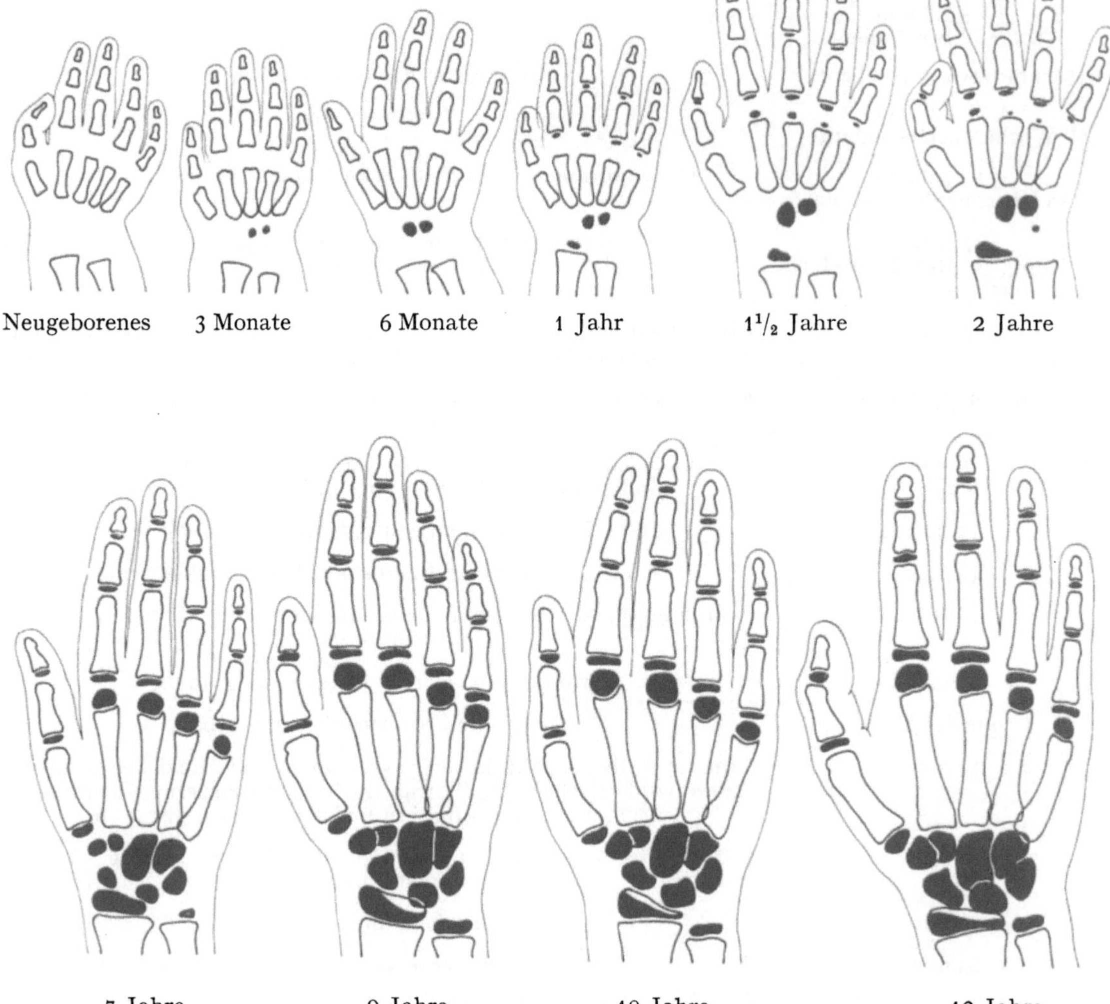

Abb. 27. Schema der
Durch gleichen Verkleinerungsmaßstab ($^3/_8$ der natürlichen Größe) und formgetreue Wiedergabe

II. Embryologische Daten

Da sämtliche Röhrenknochen der Hand in der Embryonalzeit schon verknöchern, die übrigen Knochen (Epiphysenkerne, Carpalia, Sesambeine) embryonal und fetal schon knorpelig präformiert werden, muß eine rationelle Handskeletdiagnostik zwangsläufig die embryonale Entwicklung der Hand mit einbeziehen. Für viele Störungen der Handform und Dysplasien einzelner Knochenelemente kann nur die embryologische Betrachtung pathogenetisch und diagnostisch wertvolle Aufschlüsse bringen.

Die Gliedmaßenanlagen des Menschen bilden sich als stummelförmige Ausstülpungen an der seitlichen Körperwand aus, bestehen aus dicht gelagerten, relativ kleinzelligen *Mesenchymformationen* mit einem einschichtigen Ektodermüberzug. Das Ektoderm bildet am distalen Ende der Knospe eine Verdickung, die bereits im 7 mm-Stadium sichtbare *Ektodermkappe*.

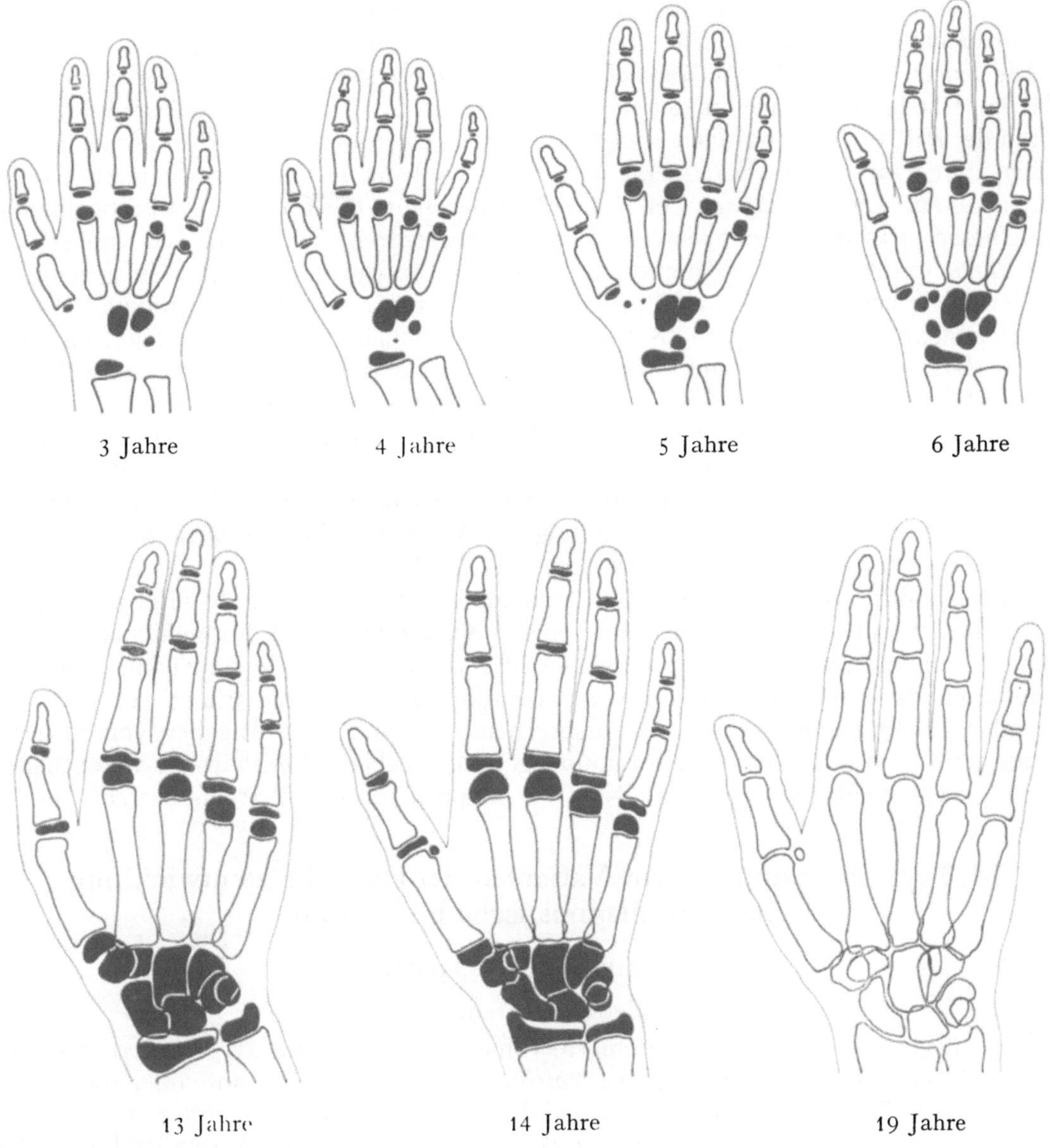

3 Jahre   4 Jahre   5 Jahre   6 Jahre

13 Jahre   14 Jahre   19 Jahre

Handskeletentwicklung
kommen die Größen- und Proportionsverschiebungen im Laufe des Wachstums zum Ausdruck

Aus der „*Gliedmaßenknospe*" entsteht durch Längenwachstum ein „*Gliedmaßensproß*", dessen dichtgelagerte Mesenchymverbände in der „*Mesenchymachse*" die Anlage des späteren Skeletes darstellen. Diese Skeletanlage durchläuft im Embryonalleben ein bindegewebiges, knorpeliges und teilweise knöchernes Stadium. Der Verknöcherungsprozeß setzt sich formal im Fetalleben und extrauterin fort und ist erst in der Pubertät grob abgeschlossen. Feinere Umbauvorgänge spielen sich während der progressiven und regressiven Entwicklungsphase bis ins hohe Alter ab.

Die vorderen (oberen) Gliedmaßenanlagen formieren sich früher als die hinteren, die Differenzierungsvorgänge laufen aber prinzipiell gleichsinnig, nur zeitlich interferrierend ab. Bei 9 mm-Embryonen ist der Gliedmaßensproß distal in Form der „Gliedmaßenplatte" abgeflacht und durch eine Furche vom zylindrisch-runden, proximalen Abschnitt getrennt. In dieser Gliedmaßenplatte treten *im 12 mm-Stadium radiär angeordnete Längswulstungen und -furchen* auf. Schon im *25 mm-Stadium* sind die *Finger differenziert*. Diese

Differenzierung der Gliedmaßenplatte geht zeitlich der Differenzierung des proximalen Gliedmaßenanteils durch die Ellenbeuge in Ober- und Unterarm voraus.

Die *axiale Verdichtung des Mesenchyms*, das *Skleroblastem*, erscheint an der vorderen (oberen) Gliedmaßenanlage in der 4. Embryonalwoche. Dieses Skleroblastem wandelt sich in der Mitte — des künftigen Knochens — in *Vorknorpel* um. Die Vorknorpelanlagen deuten durch ihr rasches Wachstum schon sehr bald die Formen der späteren Skeletabschnitte an. Die *Ossifikation* der Röhrenknochen läuft im 2. und 3. Embryonalmonat an. Diesen *primären* (embryonalen) Ossifikationszentren der Diaphysen stehen die *sekundären* (postfetalen) der Epiphysen, Carpalia, Tarsalia und Apophysen gegenüber. Im Handskeletbereich haben wir 21 primäre (diaphysäre) Ossifikationszentren und 31 obligate sekundäre (21 Epiphysen, 8 Carpalia, 2 Sesambeine) Ossifikationszentren. *Die Knochenkernanlagen der primären Zentren bilden sich von der 8.—16. Embryonalwoche, die Knochenkerne der sekundären Zentren von der Geburt bis zur Pubertät.*

Es ist nicht unwichtig hervorzuheben, daß sich aus dem mesenchymalen Kern der Gliedmaßenknospe auch die Gelenke, Bindegewebsanlagen und die quergestreifte Muskulatur entwickeln. Die quergestreifte Muskulatur der Gliedmaßen wird in loco (STARCK) determiniert und ist nicht ein Abkömmling der Myotome. Die *Formbildung der Gliedmaßenanlage wird dem epithelialen Überzug zugeschrieben.*

Die sekundären Ossifikationszentren sind im vorausgegangenen Kapitel ausführlich hinsichtlich Norm und Variation, Differenzierung, Größen- und Formentwicklung behandelt. Für teratologische Fragestellungen ist aber die Gliedmaßenentwicklung und die Ossifikation der primären Zentren von wesentlich größerer Bedeutung. In den vorliegenden Tabellen sind deshalb die entsprechenden Daten nach Angaben von STARCK, KEIBEL und GROSSER-POLLITZER zusammengestellt. Tabelle 7 enthält die wesentlichen Daten der Gliedmaßenentwicklung, Tabelle 8 die primären Ossifikationszentren.

III. Typische pathologische Varianten der Handskeletentwicklung und ihre diagnostische Bedeutung

1. Handskeletdysplasien

a) Metrische Anomalien

Eine allgemeine, in sich proportionierte Handverkürzung wird als *Brachycarpie*, eine abnorme Handverlängerung als *Dolichocarpie* bezeichnet. Beide Varianten der Handlänge (Normmaße s. Tabelle 2) sind in der Regel Teilerscheinungen einer *Brachymelie* (Kurzgliedrigkeit) oder *Dolichomelie* (Langgliedrigkeit); in pathologischen Ausmaßen findet man beide metrischen Variationen bei erblichen und keimplasmatisch bedingten generalisierten Ossifikationsstörungen. Die phänotypischen Folgen stellen gegensinnige Extreme dar, deren genetische Ursachen nahe beieinanderliegen dürften. Die Brachycarpie (Abb. 28, 30, 33) wird am ausgeprägtesten gefunden bei Chondrodysplasie, Dysostosis enchondralis metaphysaria und beim Marchesani-Syndrom. Brachycarpien mit Proportionsverschiebungen innerhalb der Röhrenknochenlänge findet man bei vielen keimplasmatischen (z. B. Mongolismussyndrom, Laurence-Biedl-Moon-Syndrom, chondroektodermale Dysplasie) und manchen endokrinen Störungen (z. B. bei Athyreose und Hypothyreose). Die Dolichocarpie wird in der Idealform als Arachnodaktylie (Abb. 29, 83) bezeichnet und ist als charakteristisches Teilsymptom des Marfan-Syndroms bekannt. Die beiden proportionierten Handlängenvarianten — Brachycarpie, Dolichocarpie — resultieren aus früh embryonalen Störungen der mesenchymalen Anlage.

Akromikrie, Akromegalie. Ist die Handverkürzung nicht proportioniert, sondern nimmt nach der Peripherie relativ zu, spricht man von einer *Akromikrie*. Dabei sind vor allem die Endphalangen betroffen. Die Form der Phalangen kann dabei unauffällig sein, aber auch kurze plumpe und abnorm schmale (hypoplastische) Endphalangen kommen vor (Abb. 32). Die Akromikrie kommt bei keimplasmatischen Systemerkrankungen (z. B. beim Mongolismussyndrom) vor und ist hier ein Hinweis auf die terminale Differenzierungsstörung in der Ontogenese der Gliedmaßen. Selbst Kombinationen mit ektodermalen Fehlbildungen kommen vor. Bei der chondro-ektodermalen Dysplasie (Ellis-van Creveld-Syndrom) sind die Endphalangen nicht nur verkürzt, sondern dysplastisch oder gar nicht angelegt (Abb. 49), die Fingerkuppen kurz, die Fingernägel abartig. Wahrscheinlich liegt hier schon eine Störung der formativen Potenzen der Ektodermfalte

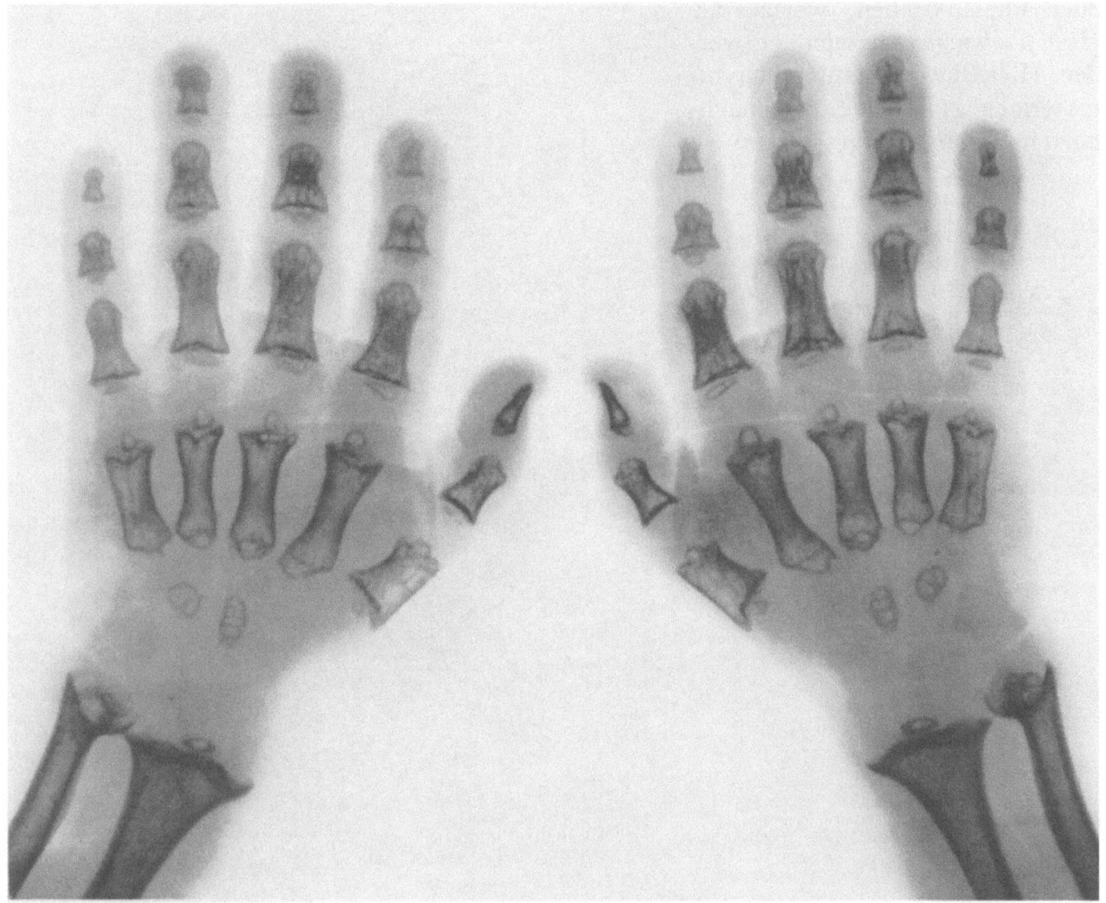

Abb. 28. *Chondrodysplasie* (= Dysostosis enchondralis meta- und epiphysaria). Deformierte Verkalkungszonen, Form- und Strukturanomalien der Carpalia. Brachycarpie

aller Gliedmaßenanlagen vor, an deren Enden die mesenchymalen Derivate (Endphalangen) nicht regelrecht ausmodelliert werden können. Akromikrien milderen Grades kommen aber auch bei hypophysären und diencephalen Störungen vor.

Die *Akromegalie*, eine nach der Peripherie hin graduell zunehmende Handverlängerung, ist stets Ausdruck von Störungen im Hypophysen-Zwischenhirnsystem, kommt in der Pubertät in milder Ausprägung, aber auch passager als fast physiologisches Phänomen zur Beobachtung. Die großen Hände beim Adiposo-Gigantismus (Präpubertätsfettsucht) gehören nicht hierher, da sie den übrigen Körperproportionen entsprechen und in sich proportioniert sind. Hier wie bei den konstitutionell großen Händen spricht man besser von einer *Makrocarpie*, da nicht nur die Knochenlängen, sondern auch die Querdurchmesser der Röhrenknochen und die Dicke der Corticalis oberhalb der Altersnorm liegen.

Die metrischen Aberrationen brauchen nicht die ganze Hand zu betreffen, sondern können sich auf Abschnitte der Hand oder auf einzelne Röhrenknochen beschränken. Verkürzungen kommen dabei viel häufiger vor als Verlängerungen.

Als *Brachytelephalangie* wird die Verkürzung der Endphalangen, als *Brachymeso-phalangie* wird die Verkürzung der Mittelphalangen, als *Brachybasophalangie* wird die Verkürzung der Grundphalangen, als *Brachymetacarpie* wird die Verkürzung der Meta-carpalia bezeichnet. Diese Anomalien betreffen selten eine ganze Röhrenknochenreihe, sind häufiger isoliert oder graduell verschieden abgestuft. Ihre extremste Form erreichen diese als mangelhafte Querteilungen (deshalb senkrecht zur Mesenchymachse orientierte) aufzufassenden Hypoplasien in der Aplasie einzelner Phalangen oder Phalanxreihen, welche als *Hypophalangien* bezeichnet wer-den. Hierbei wird das Mesenchym-material gewöhnlich einer benach-barten Phalange zugeschlagen, so

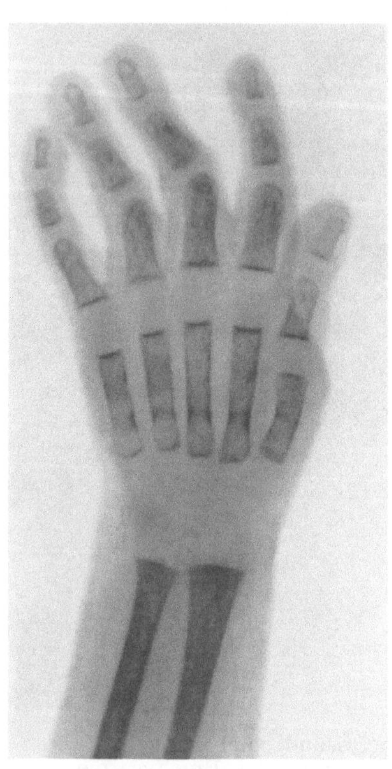

Abb. 29. *Arachnodaktylie*. Lange schmale Röhrenknochen, Achsen-abweichungen der Fingerstrahlen. ♂, 3 Monate. Dolichocarpie

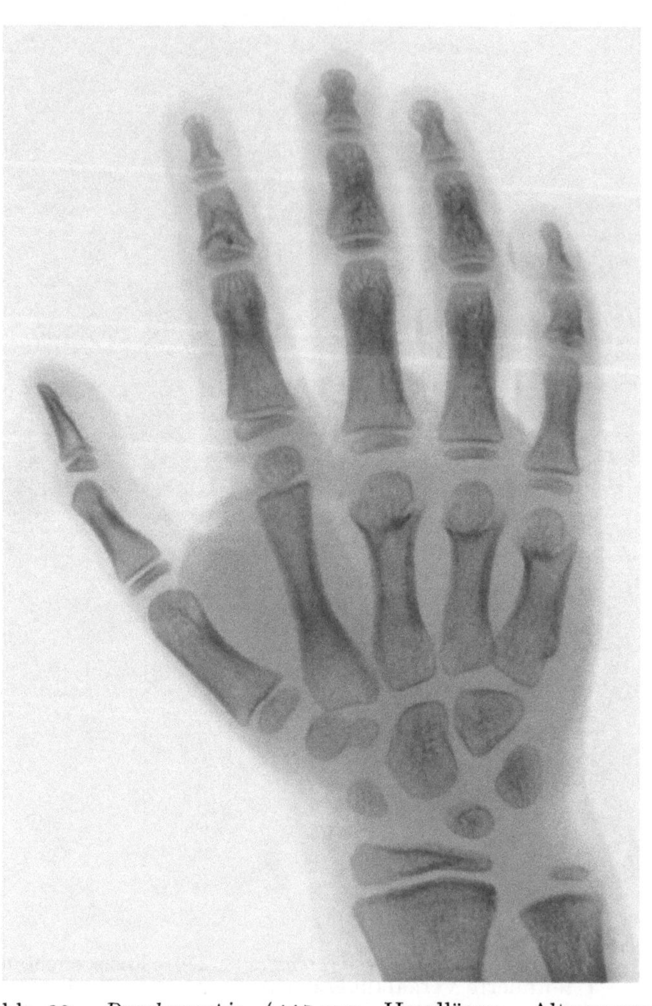

Abb. 30. *Brachycarpie* (117 mm Handlänge, Altersnorm 138 mm) bei einem 6½jährigen ♀ mit Minderwuchs. Kurze Metacarpalia III—V, Brachymesophalangie II und V

daß *Hypophalangien* und *Hyperphalangien* (Vergrößerung einer Phalange) nebeneinander zu liegen pflegen. Dem embryologischen Grundvorgang einer „fehlerhaften Material-verteilung" wird mit dem Ausdruck *Assimilationshypophalangie* Rechnung getragen. Sind sämtliche Phalangen eines Fingers abnorm groß, spricht man von einer *Makro-daktylie*. Sämtliche metrische Anomalien sind embryonale Entwicklungsstörungen und wichtige teratologische Indikatoren.

Die *Brachytelephalangie* ist Leitsymptom der Akromikrie, kommt vorwiegend bei anlagebedingten Allgemeinstörungen und bei diencephalen und hypophysären Er-krankungen vor. Gleichzeitige Verformungen der Endphalange (Dystelephalangien) sind frühembryonale Hemmungsfehlbildungen während der Gliedmaßenontogenese (Abb. 33, 49).

Die juvenile Osteomalacie der Kleinfingerendphalange tritt vorwiegend bei Kindern zwischen 9. und 14. Lebensjahr auf, selten früher oder später. Mädchen sind häufiger betroffen als Jungen. Das Kleinfingerendglied wirkt äußerlich plump, die Wölbung des Fingernagels ist durch Volarflexion des Endgliedes verstärkt. Volarflexionen und Radialkrümmung mit Verkürzung ergeben eine eigenartige Klinodaktylie („krallenartige Ver-

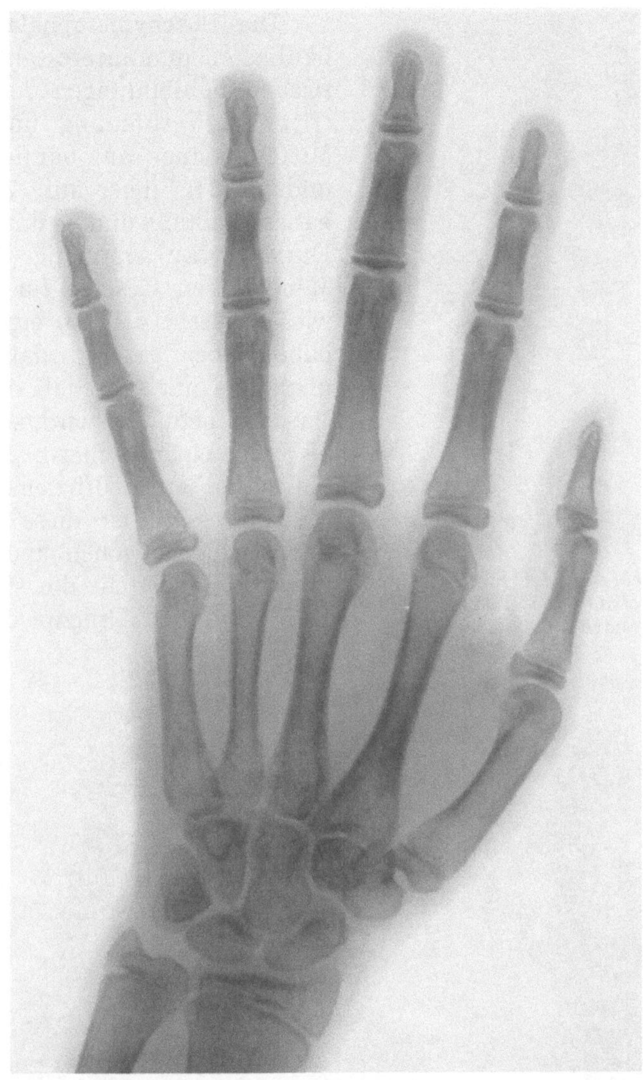

Abb. 31. *Akromegalie.* 12$^{5}/_{12}$jähriges ♀. Großes (195 mm) Handskelet, dessen Knochenkernentwicklung einem 15—16jährigen Mädchen entspricht

krümmung", HIPPE). Im Röntgenbild weicht die Kleinfingerendphalange um 10—15⁰ von der Fingerachse nach radial ab, ist schmal („Dystrophie des fünften Fingers", THOMAS, WILSON), zeigt radial und basal unebene und unscharfe Konturen. Neben Strukturverdichtungen findet man an der Basis auch osteolytische Zeichen. Ausmaß der Radialkrümmung und der Strukturveränderungen sind individuell und je nach Stadium verschieden, mit wenigen Ausnahmen aber doppelseitig und graduell symmetrisch (Abb. 34).

Pathogenetisch dürfte das Bild den aseptischen Nekrosen zuzuordnen sein. Die Veränderungen entwickeln sich langsam über (3—9) Monate, bei einer Eigenbeobachtung waren sie erst nach 5 Jahren voll ausgeprägt. Da Schmerzen immer, Bewegungseinschränkungen zunächst fehlen, wird der Arzt erst aufgesucht, wenn die Verkrümmung mit

Dorsalluxation der Phalanxbasis weit fortgeschritten ist. Die Volarkrümmung bleibt durch den stärkeren Zug des M. flexor digitorum — auch nach der Abheilung — in Form einer Verkürzung, Volarflexion und Sklerose bestehen. Bisher sind 14 kasuistisch beschriebene Fälle im Weltschrifttum bekannt (HIPPE, KIRNER, WILSON, THOMAS, F. SCHMID; Lit.).

Die Brachymesophalangie ist eine der häufigsten und interessantesten keimplasmatischen Fehlbildungen des Handskelets. Sie tritt als Verkürzung und Verformung der Mittelphalange am häufigsten am V. Finger und am II. Finger auf. An dieser Anomalie haben FARABEE und — unabhängig von ihm — DRINKWATER erstmalig die Gültigkeit der Mendelschen Gesetze für den Menschen erwiesen. Mehr als 300 eigene Beobachtungen haben aber gezeigt, daß die Brachymesophalangie nur selten als dominant vererbbare Variante gefunden wird, sondern viel häufiger als Folge einer — meist „zufälligen" — keimplasmatischen Insuffizienz aufzufassen ist.

Interessant ist diese Fehlbildung wegen der phylogenetischen und organogenetischen Gesetzmäßigkeiten, die sich daraus ergeben: Das 5strahlige Prinzip der Handanlage ist

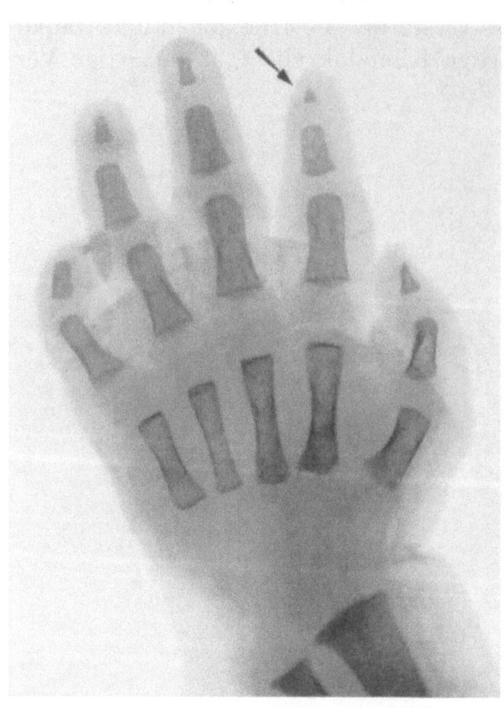

Abb. 32. *Brachytelephalangie (Akromikrie)* der Endphalangen, besonders I, II und V. 4 Monate, ♂

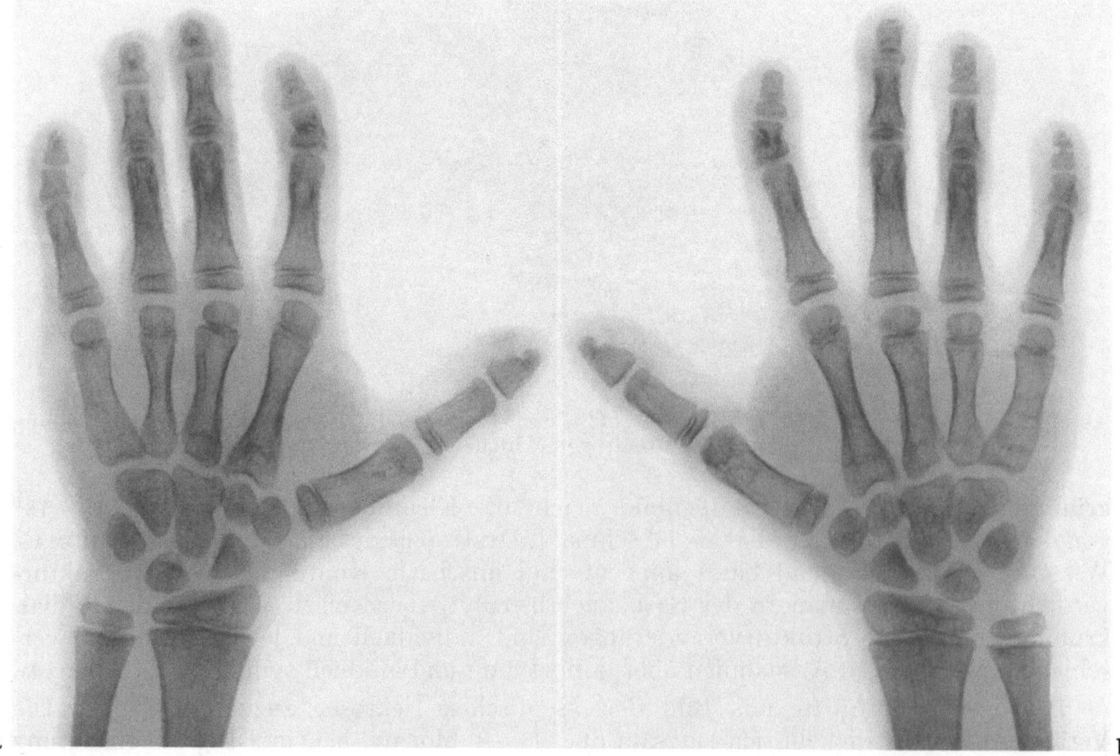

a

b

Abb. 33a u. b. *Brachycarpie* (Handlänge 140 mm, Norm 173 mm), Brachytelephalangie II—V. Brachymesophalangie V und II. Verdickung der Randstrahlen I und V. Pseudoepiphysen. 10³/₁₂jährig, ♂

in der Phylogenese embryonal meist ausgeprägt; bei vielen Tiergattungen (Vogel, Huftiere) kommt es im Laufe der Ontogenese zu Reduktionserscheinungen. Diese betreffen in erster Linie die Randstrahlen I und V, während die Mittelstrahlen (vor allem III) am

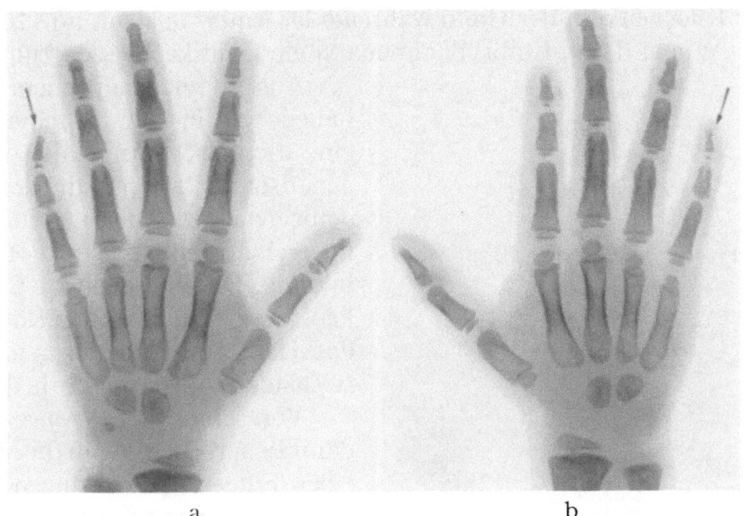

a   b

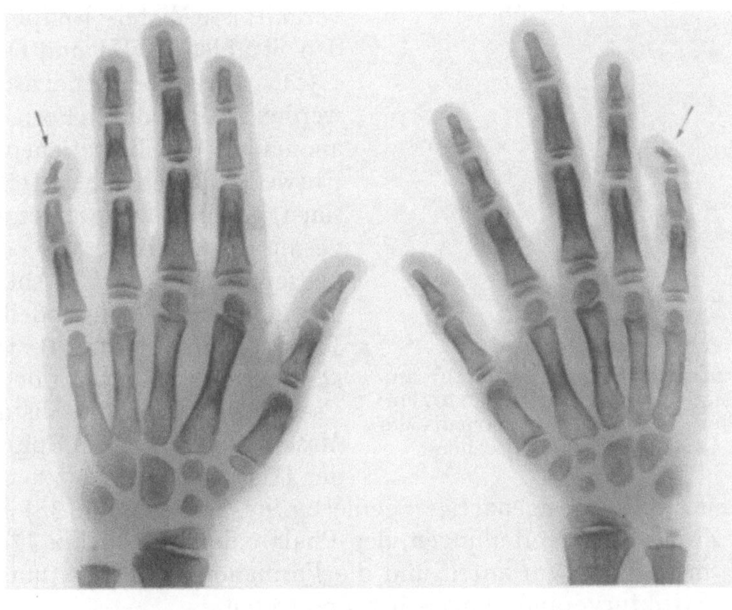

c   d

Abb. 34a—d. *Juvenile Akroosteolyse* der Kleinfingerendphalange. a u. b Im Alter von 6 Jahren schmale, radial abweichende Telephalanx V, deren Basis unscharf begrenzt ist. Handwurzelkernentwicklung um 3 Jahre verzögert. c u. d Im Alter von $9^{10}/_{12}$ Jahren ausgeprägte Verkürzung, Radialdeviation, Strukturauflockerung der Basis. Der Lunatumkern fehlt, die übrige Ossifikation ist um 2—3 Jahre verzögert. Junge mit multiplen Abartungen und geistiger Entwicklungsverzögerung

seltensten Fehlbildungen aufweisen. Da die Mittelphalange des I. Strahles physiologischerweise fehlt (die 2 Phalangen des Daumens entsprechen nach PFITZNER, HASSELWANDER der Grund- und Endphalange der übrigen Finger), folgt die Häufigkeitsreihenfolge der Brachymesophalangie dem phylogenetischen Gesetz einer von außen nach innen abnehmenden Fehlbildungsquote. Die Häufigkeitsskala der Mittelgliedverkürzung folgt der Regel V—II—IV—III; als eindrucksvolles Beispiel kann die Abb. 43 gelten.

Nicht weniger aufschlußreich sind organogenetische Gesichtspunkte. Es dürfte kein Zufall sein, daß die beiden Röhrenknochen der Hand, die zeitliche Gegenpole in der Organogenese darstellen, die höchsten Fehlbildungsquoten aufweisen. Die Endphalange des Daumens, auf welche der absolut größte Prozentsatz der Phalangenverkürzungen entfällt (POL), verknöchert als erster Handknochen bei 31 mm-Embryonen. Die Mesophalanx V erhält als letzter Knochenkern der Hand während der Embryonalzeit im 120 mm-Stadium (Ende des 3. bis Anfang des 4. Embryonalmonats) ein Ossifikationszentrum.

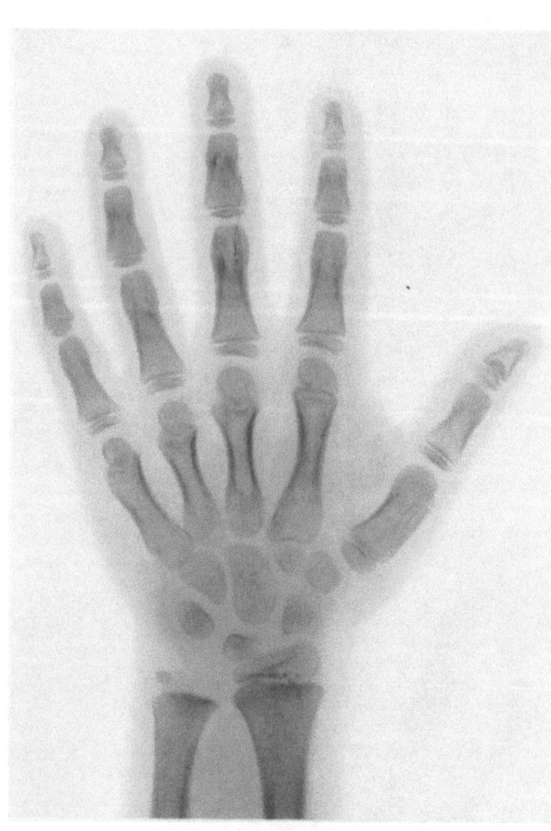

Abb. 35. *Brachycarpie* im Rahmen eines Marchesani-Syndroms. Handlänge 126 mm, Körperlänge 107 cm; 7⁴/₁₂jähriges Mädchen. Verdickte Metacarpalia der Randstrahlen. Carpalia altersentsprechend

Aus phylogenetischem Blickwinkel haben wir in der Brachymesophalangie eine atavistische Anomalie zu sehen. Ontogenetisch ist sie, da die letzte Stufe der embryonalen Differenzierung der Hand mangelhaft abläuft, eine Hemmungsfehlbildung. Durch die leichte Objektivierbarkeit dieser Anomalien im Röntgenbild wird das Handskelet zu einem der aufschlußreichsten Studienobjekte in der Teratologie.

Von einer *Brachymesophalangie* ist dann zu sprechen, wenn die Mittelphalange eines Fingers gleich lang oder kürzer als die Endphalange des betreffenden Fingers ist. Normalerweise betragen die Längenverhältnisse Mittel-:Endphalange 1,6:1 an den Strahlen II, III und IV, am V. Strahl 1,3:1. Diese rein metrischen Kriterien werden ergänzt durch Form- und Strukturanomalien der betroffenen Mittelglieder. Entweder lassen die Mittelphalangen die sonst geschwungene laterale Begrenzung vermissen (Abb. 39, 41), oder sie wirken „zusammengesintert" (Abb. 37), oder erscheinen gar als unmodellierte, kugelige Knochenkerne (Abb. 40, 43). Fast konstante Begleitsymptome der Dysplasie sind Pseudoepiphysen am distalen Ende der Mesophalanx. Große Epiphysenkerne an der Basis schneiden oft kegelförmig in die Diaphysenbasis ein, wodurch eigenartige Schmetterlingsfiguren (Abb. 38) entstehen. Mitunter kommen Zwei- und Dreiteilungen der Phalanxdiaphyse (Abb. 42) zustande. Je ausgeprägter die metrischen Varianten und die Formanomalien sind, um so erheblicher pflegen auch die Strukturveränderungen hervorzutreten.

Aus diesem Formenreichtum der Dysmesophalangien gewinnt man den Eindruck, daß vorhandenes (Mesenchym-)Material nicht richtig „ausmodelliert" wurde. Sofern die Form- und Strukturanomalien der Mittelphalange im Vordergrund stehen, würde daher der Ausdruck „*Dysmesophalangie*" dem radiologischen Befund gerechter als die Bezeichnung „Brachymesophalangie", welche lediglich eine Verkürzung beinhaltet. Die klinisch-genetische Bedeutung der Dysmesophalangien liegt in der Tatsache, daß die Mittelphalangen Endstufen in der ontogenetischen Differenzierung des Handskeletes sind. Damit zeigen diese Dysmesophalangien keimplasmatische und embryonale Störungen im weitesten Sinne an. Etwa 92% der Träger dieser Anomalien lassen somatische oder — häufiger — geistige Unterentwicklung erkennen, und die meisten organismischen Mißbildungen weisen sie als Begleitsymptom auf. Nur ausnahmsweise kommt die Brachymesophalangie auch einmal bei Individuen ohne anderweitige „degenerative" Stigmen vor. Bemerkenswert ist, daß manche Brachymesophalangien im Laufe der Kindheit durch „*Nachreifung*" spontan sich ausgleichen; dies gilt allerdings nur für die rein metrischen Formen, Dysmesophalangien sind auch beim Erwachsenen noch zu erkennen. Der

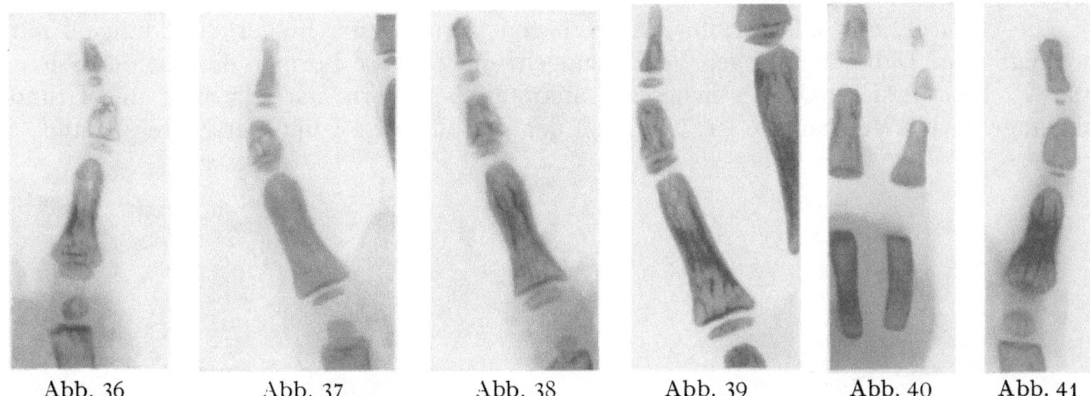

Abb. 36   Abb. 37   Abb. 38   Abb. 39   Abb. 40   Abb. 41

Abb. 36. Schnabelförmige Pseudoepiphyse bei *Brachymesophalangie* (4$^{1}/_{2}$jährig, Debilität, angeborene Klumpfüße, Vierfingerfurche)

Abb. 37. Kappenförmige Pseudoepiphyse bei Hemihypoplasie und Zwergwuchs eines 6$^{4}/_{12}$jährigen Knaben

Abb. 38. Schmetterlingsfigur der Mittelphalangen mit deutlich abgesetzter Pseudoepiphyse, 5$^{3}/_{12}$jährig. Minderwuchs, geistige Entwicklungshemmung

Abb. 39. Strukturveränderungen und kappenförmige Pseudoepiphyse bei 10jährigem mit Mongolismus

Abb. 40. Einfache Verkürzung und Verbreiterung der Mittelphalange V an der gesunden Hand eines 3monatigen Kindes mit *Syndaktylie* und *Strahlenaplasie* der anderen Hand

Abb. 41. *Verkürztes plumpes Mittelglied* bei unregelmäßiger, stellenweise verdichteter Spongiosaarchitektur

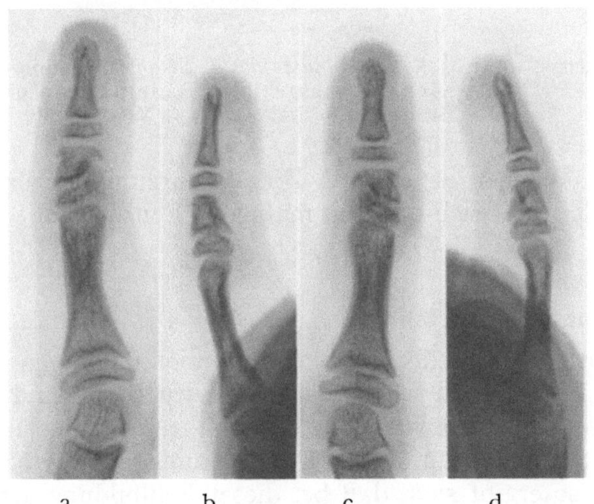

a   b   c   d

Abb. 42a—d. *Dysmesophalangie* des Kleinfingers. Deformierte, strukturell veränderte Mittelphalange, deren basale Epiphyse groß ist und in die Diaphyse hineinragt. Pseudoepiphyse distal

Abb. 43. *Brachymesophalangie V – II.* Graziles Skelet. $^{3}/_{12}$jährig, ♀, mit primitivem kongenitalem Vitium

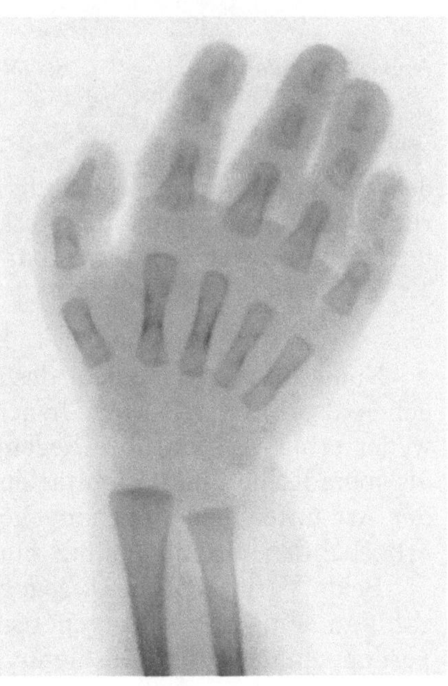

Abb. 43

verläßlichste klinische Hinweis auf das Vorliegen einer Dysmesophalangie ist die als *Klinodaktylie* bezeichnete hakenförmige Verkrümmung des betroffenen Fingers. Die Verkrümmung ist dabei lateral-konvex bzw. axial-konkav, also beim V. und II. Strahl z. B. gegensinnig gerichtet (Abb. 43, 102).

Brachybasophalangien kommen vorwiegend bei fetalen Amputationen (Abb. 51) vor. Dagegen neigen die Grundphalangen bei komplexen Anlagestörungen des Handskeletes dazu, Material der Mittelphalangen zu assimilieren, so daß die *Hyperbasophalangien* im Rahmen der Assimilationshypophalangien (Abb. 48) die häufigsten metrischen Aberrationen der Grundphalangen darstellen.

Die *Metacarpalia* können im Rahmen von Hand- und Fingerfehlbildungen mitbeteiligt sein. Dabei überwiegen Verkürzungen und plumpe Formen der Randstrahlen I und V. Das Metacarpale I, welches der anatomischen Form nach ja eher eine Grundphalange als ein Metacarpale ist, ist neben der Endphalange I und der Mittelphalange V

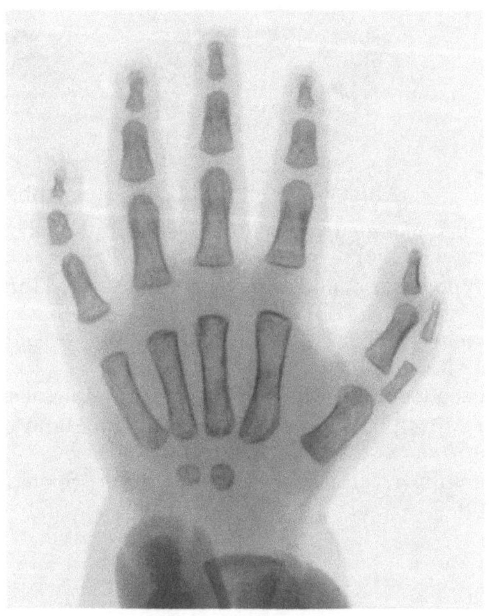

Abb. 44.   *Verdoppelung des I. Strahles,* abortive Hexadaktylie. 1¹/₂jährig, ♂

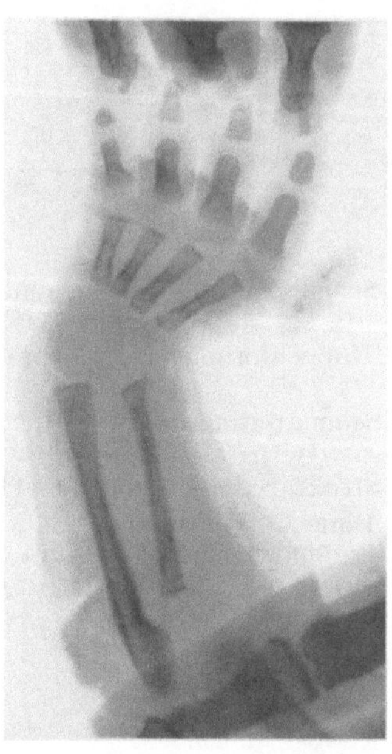

Abb. 45. *Hypoplasie des I. Strahles.* Daumen nur als „Anhang" ausgebildet, Radius hypoplastisch, Brachymesophalangie V, 4 Wochen alt, ♀

der am häufigsten fehlgebildete Röhrenknochen der Hand. Die Verkürzung, Verbreiterung oder Verplumpung des Metacarpale I hält sich dabei in mäßigen Grenzen und ist oft nur recht schwer objektivierbar (Abb. 30, 32, 35, 49, 80, 94).

b) Numerische Varianten

Numerische Anomalien des Handskeletes stellen stets Strahlenfehlbildungen dar, gehen also in ihrer letzten Ursache bis ins Stadium der Ursegmente zurück; sie sind entweder erblich — darüber liegen mehrere Studien vor (VEIT-ECKHARDT) — oder treten als sporadische Spontanmutationen auf. Sucht man abortive Fehlbildungen entsprechender Art unter den Sippenangehörigen, so ergibt sich, daß bei dieser Fehlbildungsart die erbgebundenen zahlenmäßig überwiegen.

Beide Varianten, die *Oligodaktylie* (= zu wenig Finger) und die *Polydaktylie* (= Überzahl an Fingern) sind genetisch wohl eng verwandt (Abb. 44, 45, 46), da Strahlenverdoppelungen und Strahlenhypoplasien nicht nur beim gleichen Individuum, sondern mitunter auch an der gleichen Hand beobachtet werden können. Bei der Oligodaktylie kann die Anzahl der Strahlen auf 4 bis 1 reduziert sein, bei der Polydaktylie sind Strahlenvermehrungen von 6 bis 8 (der Häufigkeitsreihenfolge nach 6, 7, 8; 9 wohl nur abortiv und extrem selten) bekannt. 10strahlige Gliedmaßen sind in der Regel echte Doppelbildungen der Gliedmaßenanlage, während Oligo- und Polydaktylien durch Aplasie oder Verdoppelung einzelner Strahlen entstehen. Da es sich dabei um axial — im Sinne

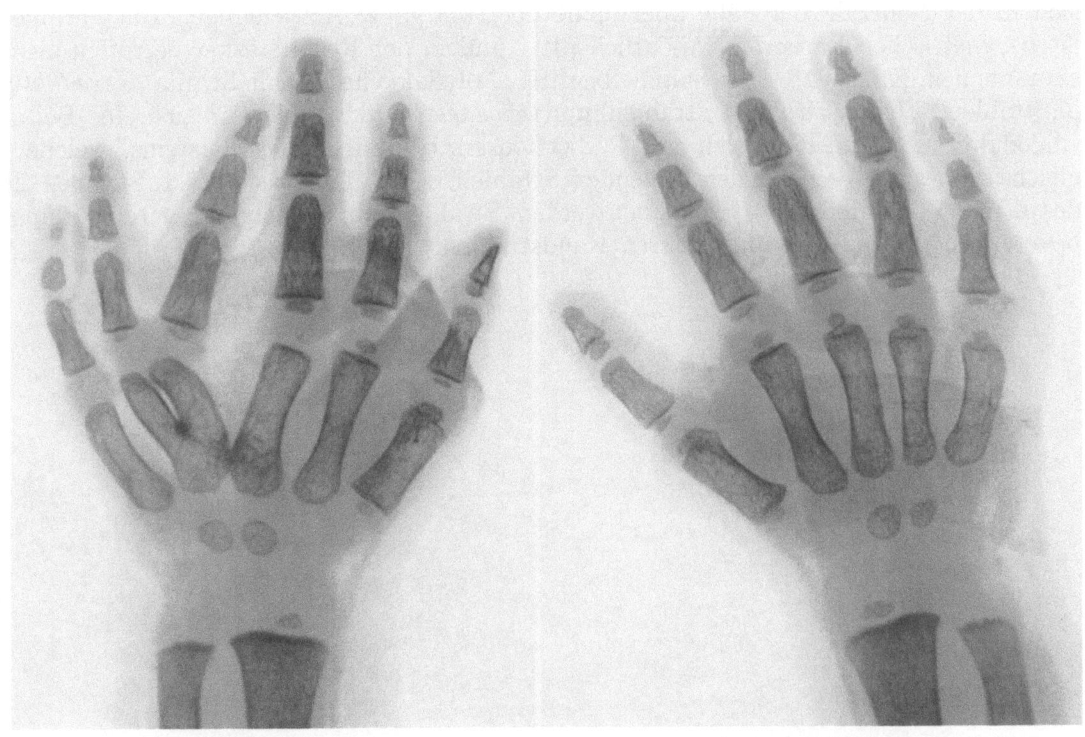

a   b

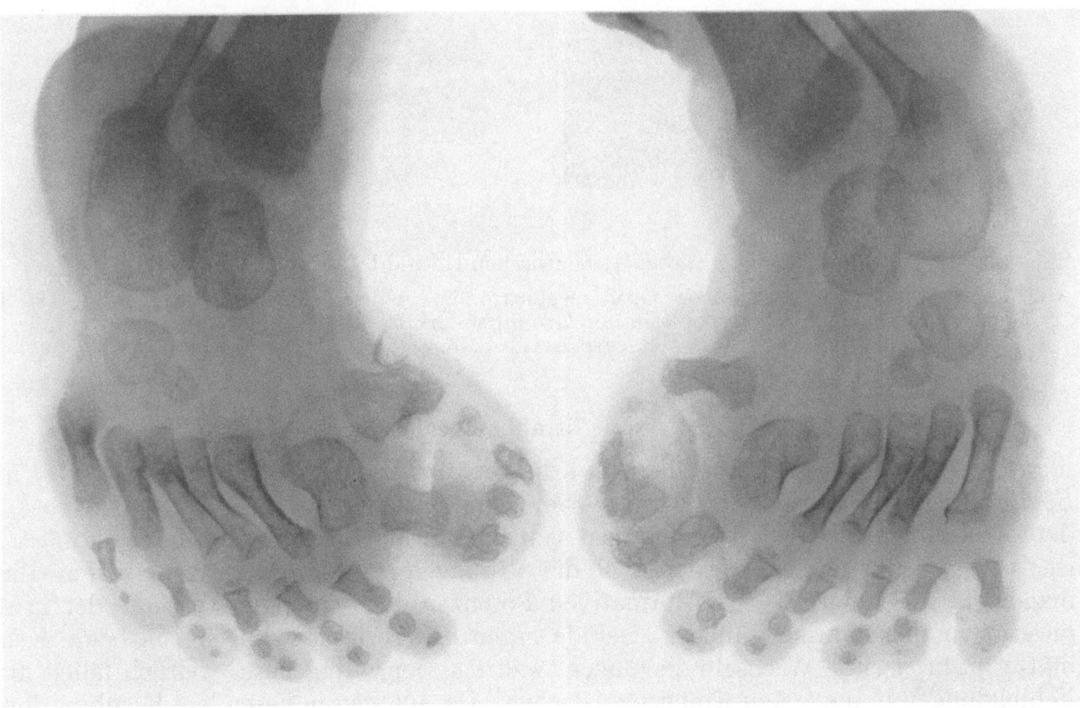

c   d

Abb. 46a—d.

Hexadaktylie links bei $2^8/_{12}$jährigem, ♂. a u. b Verdoppelung des IV. Strahles, Verdickung des I. Strahles, großes Hamatum, rechts ist der V. Strahl hyperplastisch. c u. d Heptadaktylie an den Füßen beim gleichen Kind. Verdoppelung der Randstrahlen I und V

der embryonalen Mesenchymachse des Gliedmaßenblastems — orientierte Entwicklungsaberrationen handelt, sind die Reduktionen und Überbildungen axial gerichtet, erstrecken
sich in der Mehrzahl der Fälle aber nicht über die ganze Achsenlänge. Die Peripherie
ist bei metrischen Varianten wesentlich öfter und in der Regel stärker betroffen als die
stammnahen Knochen. Der Sammelbegriff „Polydaktylie" schließt die *Hexadaktylie*
(6 Strahlen), *Heptadaktylie* (7 Strahlen) und *Octodaktylie* (8 Strahlen) in sich ein. Bei den
Oligodaktylien handelt es sich um Reduktionserscheinungen des Blastems, welche —
gleichsam negativ — nach den fehlenden Strahlen, z. B. als Aplasie des I. Strahles oder
des I. und V. Strahles usw. bezeichnet werden. Strahlenreduktionen und -verdoppelungen
bevorzugen die radialen und ulnaren Randstrahlen.

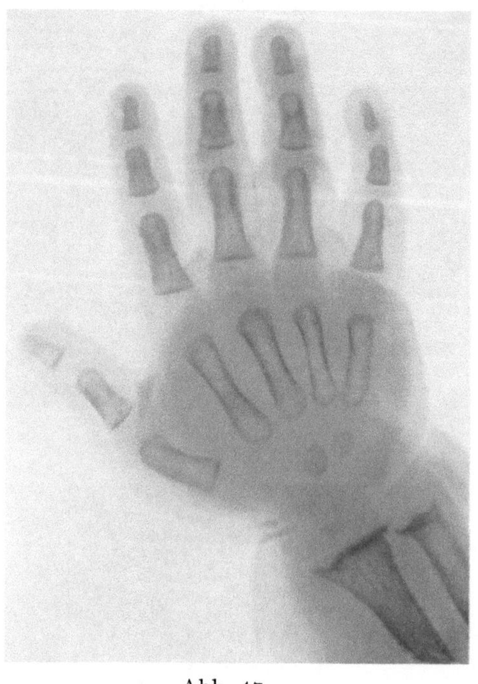

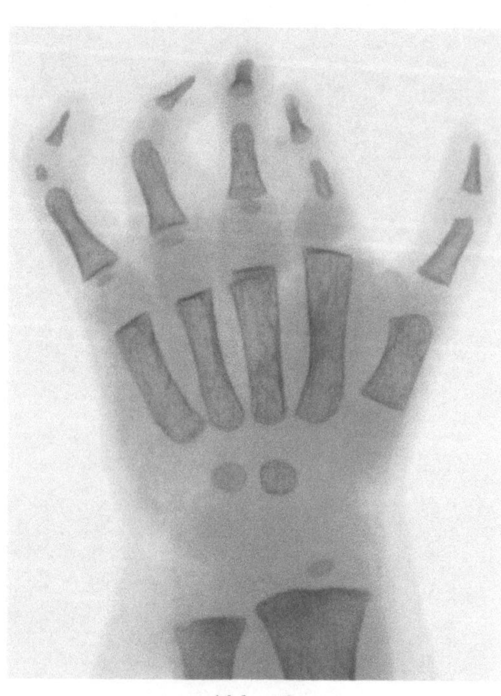

Abb. 47
Abb. 48

Abb. 47. *Häutige Syndaktylie* zwischen II. und IV. Strahl. Rachitis

Abb. 48. *Assimilationshypophalangie*. Grobe Metacarpalia, Fehlen der Mittelphalangen II, III, IV,
Brachymesophalangie V, Hypoplasie der Grundphalanx II, dafür unverhältnismäßig großes
Metacarpale II. 9 Monate, ♀

c) Axiale Strahlendysplasien

Wie die numerischen Anomalien sind die *Strahlenverschmelzungen (Syndaktylie)* und
Spaltbildungen (Ektrodaktylie) axial — im Sinne der embryonalen Mesenchymachse —
determinierte, formative Abweichungen von der normalen Strahlendifferenzierung. Es
ist dabei im Prinzip kaum zu klären, ob die Störungen primär in der ektodermalen Gliedmaßenfalte liegen, welcher die formativen Potenzen zugeschrieben werden, oder in der
mesenchymalen Armskeletanlage. Gerade gegen die Peripherie hin stehen beide Keim-
blätter ja in engsten Wechselbeziehungen während der Ontogenese. Zeitlich fallen diese
Fehlbildungen in die ersten Embryonalwochen. Darauf weisen besonders Kombinationen
mit anderen Dysplasien hin (wie z. B. in der Kombination Symbrachydaktylie, Pectoralis-
aplasie oder Brustwanddefekte), welche nur aus der ursegmentalen Gliederung heraus
verständlich werden. Über Erblichkeit und familiäre Häufung liegt ein umfangreiches
Schrifttum vor (ECKHARDT, W. MÜLLER, HARR, v. VERSCHUER, LIEBENAM), sporadische
Fälle kommen vor.

Die *Ektrodaktylie (Spalthand)* wird auf eine fehlerhafte Teilung der ektodermalen Gliedmaßenfalte zurückgeführt, der teratologische Determinationspunkt in die 4. Embryonalwoche verlegt. Die Gesetzmäßigkeit in der äußeren Form besteht in einer kreissegmentartigen Aussparung in der Handmitte, deren proximale Spitze im Bereich der Metacarpalia oder gar Carpalia liegt. Durch die häutige oder ossäre Verschmelzung der radialen oder ulnaren Randstrahlen entsteht das für Spalthände typische Krebsscherenbild. Die Scheren sind dabei meist 2strahlig undifferenziert oder in der Peripherie nur einstrahlig; der erste Strahl pflegt hypoplastisch zu sein oder ist gar nicht angelegt.

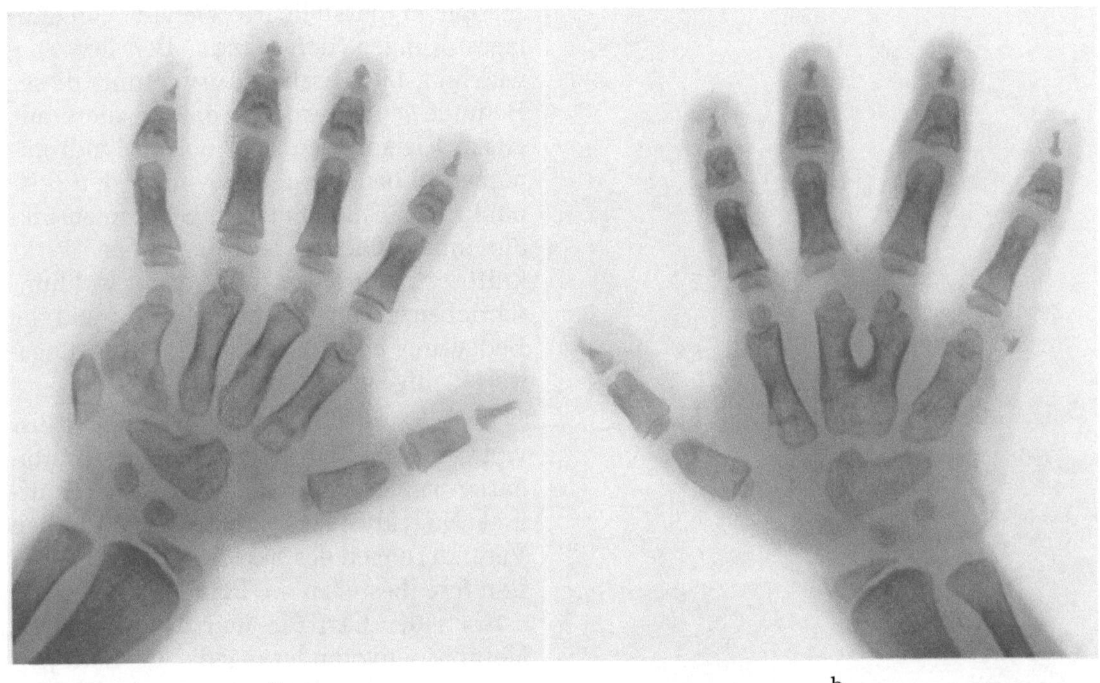

a   b

Abb. 49a u. b. *Chondroektodermale Dysplasie* (Ellis-van Creveld-Syndrom). 5¹/₂jähriger Junge. Brachydaktyle Akromikrie. Abortive Hexadaktylie bds. Synostose von Hamatum und Capitatum, sowie der Metacarpalia III und IV rechts. Keil- bis hanteltörmige, hypoplastische Endphalangen; kurze, trapezförmige Mittelphalangen, bei II am ausgeprägtesten. Massige Verformung des Metacarpale V

Syndaktylie (Fingerverschmelzung) resultiert aus einer frühembryonalen Störung der Strahlendifferenzierung. Die Strahlengliederung der Hand erfolgt im 14—15 mm-Stadium des Embryo, schreitet von den Rändern aus nach medial fort. Im 18 mm-Stadium sind die Finger bereits frei. Bei der häutigen Syndaktylie (Abb. 47) bleibt nur die Haut oder die Weichteilschicht der Finger verwachsen, die Phalangen sind regelrecht geformt. Die leichteste Form dieser Art ist die Persistenz der Schwimmhaut. Wenn die Trennfurchen der Weichteilanlage nicht ausgeprägt sind, werden Reduktionserscheinungen des Handskeletes, vor allem Brachymesophalangien beobachtet. Ossäre Syndaktylien sind Phalanxsynostosen und gehen mit Verformungen der Phalangen einher.

Aus der Neigung der Mittelphalangen zur Verkürzung im Rahmen der Syndaktylie entsteht eine typische Handmißbildung, die *Symbrachydaktylie* (POL). Hierbei ist die Handmißbildung mit Brustmuskel- und Brustwanddefekten korreliert; Mammahypo- und -aplasien, Fehlen des subcutanen Fettgewebes an der Brust, Fehlen von Intercostalmuskeln kommen vor und unterstreichen die ursegmentale Anordnung dieser Fehlbildung. Erblichkeit ist bisher nicht bekannt. Leitsymptom der Symbrachydaktylie ist eine ausgeprägte Syndaktylie in Kombination mit Brachymesophalangie.

Die extremste Form der Syndaktylie ist die *„Löffelhand"*, welche als systematisierte Störung der Hand- und Fußanlage oder im Rahmen der *Akrocephalosyndaktylie* (Nahtsynostosen des Schädels und universelle Syndaktylie) auftritt. Zumindest für dieses Syndrom darf die mesenchymale Anlagestörung als erwiesen gelten. Die Hand ist kurz, löffelförmig verformt (volar-konkav), die Finger sind nicht oder nur rudimentär ausgebildet. Syndaktylien, die nach der Peripherie zu radiär zusammenführen und Hypoplasien der Randstrahlen runden das Bild zu einem charakteristischen Phänotypus ab.

d) Komplexe Handanlagestörungen

Durch Kombinationen der oben beschriebenen Grundformen von metrischen Anomalien, numerischen Aberrationen und axialen Dysplasien entsteht eine nicht erschöpfend darstellbare Vielfalt von Anlagestörungen der Hand. Bei der entwicklungsbiologischen Auswertung dieser Befunde geht es weniger darum, diese mit einem Eigennamen oder einem Syndromnamen zu benennen, als vielmehr den Zeitpunkt der Entstehung zu bestimmen und die mutmaßlichen teratologischen Wirkkräfte zu umreißen. An zwei wohlumschriebenen Handdysplasieformen soll die Bedeutung einer derartigen Betrachtungsweise aufgezeigt werden.

Die *chondroektodermale Dysplasie* (Ellisvan Creveld-Syndrom) stellt eine Kombination von ektodermaler Dysplasie (Haut- und Nageldysplasie) mit dysostotischen Veränderungen des Skeletes dar (Abb. 49). Letztere bestehen in Polydaktylie, Synostosen der Carpalia und dysostotischen Metaphysenveränderungen. Als Leitsymptom gilt die Polydaktylie, welche in den bisherigen Beobachtungen (WEYERS) den ulnaren Randstrahl betraf. Wenn ein 6. Finger ganz angelegt ist, besitzt er keine Nagelanlage und ist einwärts gekrümmt. Das Metacarpale V ist in der Regel mit dem Metacarpale des überzähligen Strahles synostosiert. Wenn der VI. Strahl nur abortiv angelegt ist, entsteht eine plumpe Verdickung und Verformung des Metacarpale V. Heptadaktylien in Form von Verdoppelungen der ulnaren Strahlen IV und V wurden beobachtet. Beim radialen Randstrahl (I) wird die Neigung zur Verdoppelung in Form einer Verdickung und Verplumpung des Daumens und dessen Knochen sichtbar. An den Füßen finden sich analoge Fehlanlagen. Die Metaphysenveränderungen entsprechen einer Dysostosis meta-epiphysaria, stehen also — ähnlich wie der Körperbautyp — der Chondrodysplasie nahe. Angeborene Herzfehler, fast immer Kammerscheidewanddefekte, fehlen selten. Die Mundhöhlenveränderungen (Mikrocheilie, Dysplasie der oberen seitlichen Schneidezähne) sind Folge einer Hemmungsfehlbildung des Mundhöhlenepithels in fissuralen Regionen, welche in abnormen Furchen- und Dellenbildungen der Anal-Genitalregion ein caudales Äquivalent hat. Blutsverwandtschaft der Eltern ist relativ häufig unter den bisher über 20 mitgeteilten Beobachtungen verzeichnet, Erblichkeit noch nicht nachgewiesen. Die

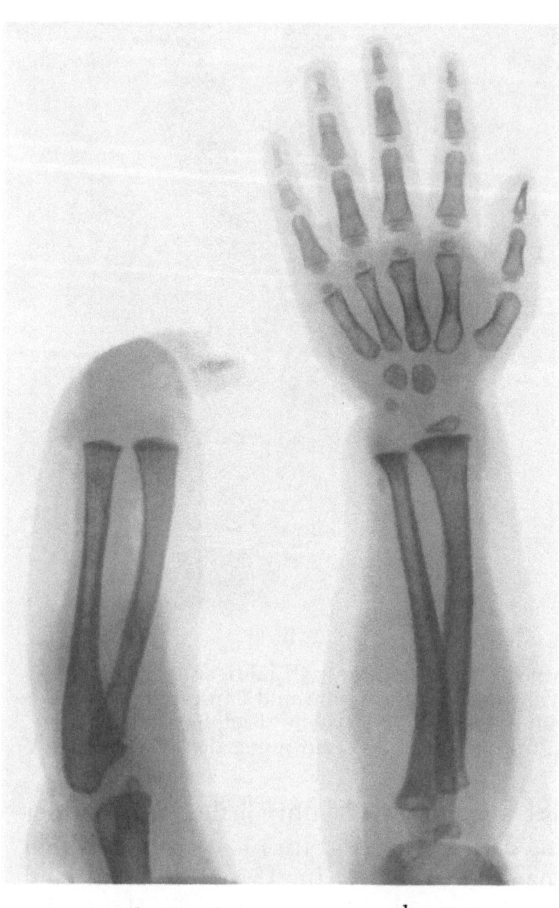

a   b

Abb. 50a u. b. *Fetale Amputation* der linken Hand bei normal proportionierter und differenzierter rechter Hand. 1³/₄jährig, ♀

chondroektodermale Dysplasie ist ein Musterbeispiel des Ineinandergreifens ektodermaler (Epithelplatte der Gliedmaßen, Mund, Analregion) und mesenchymaler (Skelet) Formationen bei der Formbildung des Embryo. Die Noxe muß schon in den Keimblättern wirksam sein und betrifft die Enddifferenzierungen der Epithelplatten.

Enge Beziehungen zu anderen ekto-mesenchymalen Syndromen, wie zur *Dyscraniopygo-phalangie*, zum *Gruber-Komplex* und zur *Dysostosis acrofacialis* (WEYERS) sind hervorzuheben.

Die *fetalen Amputationen* oder *„amniogenen Abschnürungen"* werden, wie schon die Namen zum Ausdruck bringen, auf exogene bzw. peristatische Einflüsse (Abschnürungen durch Amnionstränge, Bänder) zurückgeführt. Die kosmetisch leichteste Form dieser Defekte stellen

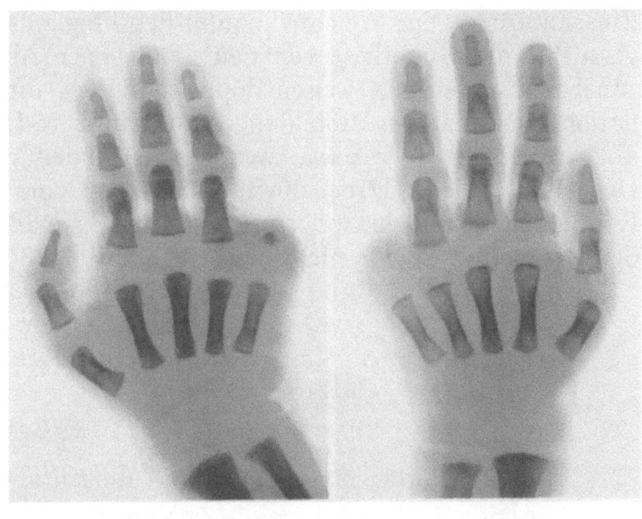

a b

Abb. 51a u. b. *Amniogene Enddefekte*. Der V. Strahl ist intrauterin „amputiert", an der Basis der Fingerstrahlen II – IV sind die „amniogenen" Schnürfurchen zu erkennen, 3 Monate alter ♂

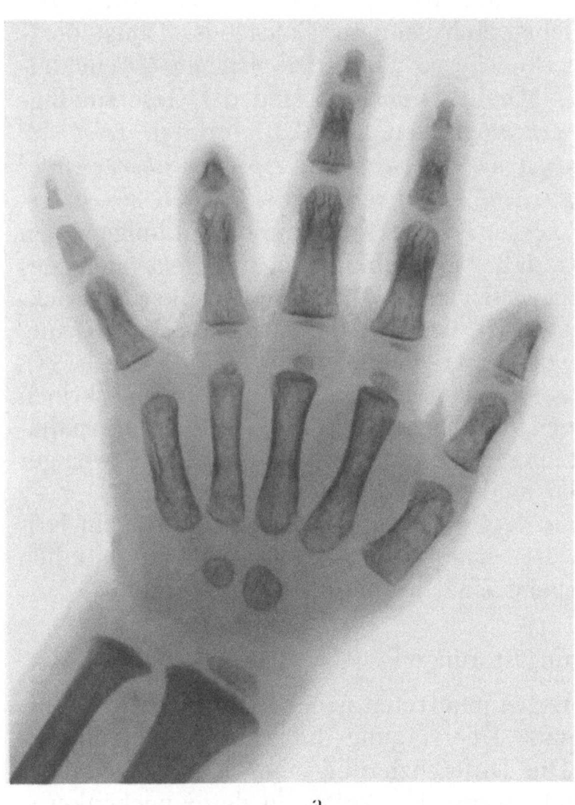

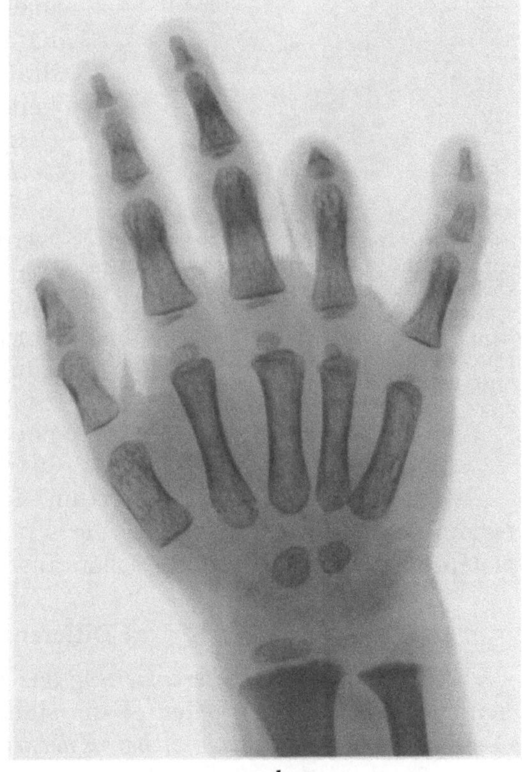

a b

Abb. 52a u b. Streng symmetrische *Phokodaktylie* am IV. Strahl mit konischer Amputation der Mittelphalange. $2^{10}/_{12}$jähriges Mädchen

die *Perodaktylien* (Fingerverstümmelungen) dar, für welche der Ausdruck „amniogene Enddefekte" noch am ehesten zutrifft (Abb. 51, 52). Schwere Defekte stellen dagegen die

Phokomelie (Robbengliedrigkeit) und die *Amelie* (Gliedlosigkeit) dar. Bei den lokalisierten Einschnürungen im Weichteilmantel der Finger ist man rein nach dem optischen Bild versucht, die Hypothese von den amniogenen Abschnürungen als wahrscheinlich hinzunehmen. Allerdings weisen doppelseitige, ja oft fast symmetrische Defekte, Kombinationen mit anderen Mißbildungen und familiäre Häufungen darauf hin, daß auch hierbei in der Mehrzahl der Fälle, wenn nicht immer, eine echte, keimplasmatisch bedingte Dysplasie vorliegt. Dabei dürfte es sich um eine primäre Fehlanlage der ektodermalen Epithelplatte handeln, welche eine ordnungsgemäße Entfaltung der Strahlen im Bereich der Ektodermdysplasie nicht gestattet (Abb. 50, 80). Das Kennzeichen dieser Dysplasieformen ist eine normale Skeletdifferenzierung im Bereich der Gliedmaßenregionen mit normalen äußeren Konturen.

2. Carpalia- und Epiphysenkerne

Carpalia sind die selbständigen Handwurzelknochen, welche keinen Zusammenhang mit Röhrenknochen haben. *Epiphysenkerne* entwickeln sich an einem oder beiden Enden von Röhrenknochen. Es ist fast ein Charakteristikum der Handknochen, daß sie nur an einem Ende — die Metacarpalia distal, die Phalangen proximal — Epiphysenkerne entwickeln. Carpalia- und Epiphysenkerne sind sekundäre Ossifikationszentren, welche mit wenigen Ausnahmen (distaler Femur-Epiphysenkern, proximaler Tibiaepiphysenkern, Calcaneus, Talus) postnatal verknöchern. Trotz der gleichen — enchondralen — Ossifikationsform und der Gesetzmäßigkeit der biologischen Ossifikationsdaten *zeigt die Ossifikation der Carpalia und Epiphysenkerne unter pathologischen Bedingungen nicht selten ein unterschiedliches Verhalten*; es darf nur darauf hingewiesen werden, daß bei frühkindlichen Affektionen des Zentralnervensystems die Epiphysenkernentwicklung gestört ist, während die Carpaliaverknöcherung normal oder gar beschleunigt abläuft (Abb. 53). Umgekehrt sehen wir bei manchen endokrinen Störungen erhebliche Verzögerungen der Carpaliaentwicklung, während die Epiphysenkerne weniger betroffen sind.

Abb. 53. *Dissoziation der Handwurzelkernentwicklung* und Epiphysenkernentwicklung; während erstere mit dem Vorhandensein des Lunatumkernes einem 4jährigen Kind entspricht, fehlen die Epiphysenkerne der Metacarpalia und Phalangen. Die Epiphysenkernentwicklung entspricht damit einem noch nicht ganz einjährigen Kind. $1^{5}/_{12}$jähriger Junge. Oligophrenie

Es ist ein weit verbreiteter Irrtum, daß *nur das Auftreten* der Knochenkerne ein Kriterium für entwicklungsbiologische Fragen ist. Die vielen, für Entwicklungsstudien bedeutsamen Gesichtspunkte sollen anschließend einzeln analysiert werden.

a) Differenzierungsstörungen

Wenn man unter *Differenzierung* das Inerscheinungtreten neuer Strukturen und Formationen versteht, so bedeutet die sinngemäße Übertragung dieser Definition auf die Ossifikation *das Auftreten neuer Knochen*. Die Differenzierung eines Skeletabschnittes ist regelrecht (= normal = altersentsprechend), wenn das Auftreten der Knochenkerne innerhalb der Variationsbreite der Norm liegt. Von verzögerter (= retardierter) Differenzierung sprechen wir bei verspätetem, von beschleunigter (= accelerierter) Differenzierung bei verfrühtem Auftreten der Knochenkerne. Eine Übersicht über die wichtigsten Differenzierungsabweichungen gibt nachfolgende Tabelle 9.

Tabelle 9. *Übersicht über die wichtigsten Differenzierungsstörungen*
(f) = fakultativ, d. h. nicht regelmäßig

Differenzierung	
Verzögerung bei	Beschleunigung bei
Athyreose	Arachnodaktylie
Chondrodystrophie(-plasie)	Arthritis rheumatica
Cystindiathese	Dyscerebrale
Diabetes insipidus	Wuchsstörungen (f)
Diabetes mellitus (f)	Calcinosis (f)
Dysostosis cleidocranialis	Exsudative Diathese (f)
Dysostosis Morquio	Gigantismus,
Dysostosis multiplex	Adiposo-Gigantismus
Glykogenspeicherkrankheit	Myositis ossificans
Hypothyreose	Hyperthyreose
Infantilismus	Progerie
Osteogenesis imperfecta (f)	Pubertas praecox
Niemann-Pick	Rachitis, heilende (f)
Leukose (f)	Riesenwuchs, hypophysärer
Rachitis, floride (f)	Riesenwuchs, genitaler
Zwergwuchs, hypophysärer	
Zwergwuchs, Paltaufscher	
Zwergwuchs, kardialer	
Zwergwuchs, renaler	

b) Reihenfolgestörungen

Die Differenzierung kann verzögert oder beschleunigt sein, ohne daß die gesetzmäßige Reihenfolge im Auftreten der einzelnen Kerne durchbrochen wird. Diese Reihenfolge

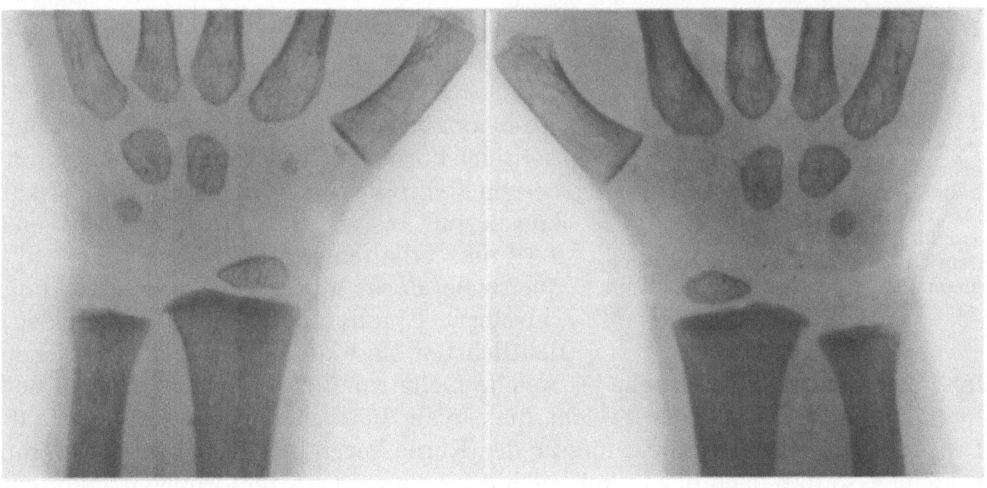

a   b

Abb. 54a u. b. *Winkelige Vorwölbung der Radiusverkalkungszone*, kleiner, nur radial verknöcherter Radiusepiphysenkern. Unharmonische und unsymmetrische Handwurzelkernentwicklung. Das Multangulum der linken Hand ist schon sichtbar, während der Daumenepiphysenkern noch relativ klein ist und das Lunatum fehlt. An der rechten Hand (b) sind Multangulum majus und Daumenepiphysenkern eben sichtbar. 3⁸/₁₂jähriger Junge

(s. Abb. 27, 68) wird im Ossifikationsablauf gewöhnlich streng eingehalten. Gewisse Ausnahmen macht davon nur der Triquetrumkern, der manchmal vor dem Radiusepiphysenkern auftritt, ohne daß eine pathologische Ursache faßbar ist. Manchmal erscheint auch der Naviculare-Kern vor den Kernen der beiden Multangula, jedoch greifen diese drei

Knochenkerne mit ihrer physiologischen Variation so ineinander, daß hierbei die Reihenfolgenvariation als physiologisch gelten muß. Wenn bei den übrigen Knochenkernen die gesetzmäßige Reihenfolge im Sichtbarwerden der Knochenkerne durchbrochen wird, so deutet dieses Kriterium der Ossifikation entweder auf eine Anlagestörung (wie z. B. bei verschiedenen Formen der enchondralen Dysostosen) hin oder ist Begleiterscheinung angeborener oder frühkindlicher Affektionen des Zentralnervensystems. Die gröbsten Reihenfolgestörungen werden dabei bei cerebralen Dysplasien gefunden, welche mit einem stärkeren Substanzverlust umschriebener Gehirnpartien verbunden sind (Abb. 54, 55).

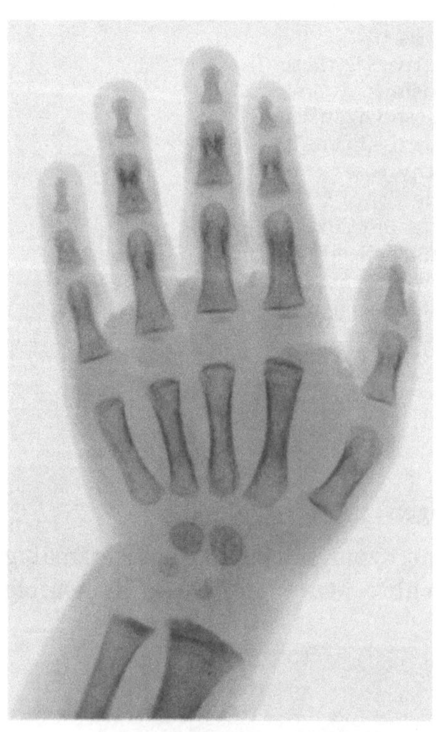

Abb. 55. *Reihenfolgestörung im Auftreten der Knochenkerne.* Triquetrum- und Lunatumkern sind bereits angelegt (vorzeitig), der Radiusepiphysenkern ist noch nicht sichtbar. Während die Differenzierung der Carpalia um fast 2 Jahre beschleunigt ist, entspricht die Epiphysenkernentwicklung einem 12—18 Monate alten Kind. 2jähriger mikrocephaler, debiler Junge

c) Störungen des Größenwachstums

Unter Wachstum verstehen wir schlechthin eine Massenzunahme bereits angelegter (= differenzierter) Formationen. Diese quantitative Zunahme kann sich auf Größen-, Gewicht- und Flächenmaße beziehen. Beim Knochenwachstum und dessen radiologischer Beurteilung haben wir es mit Flächenmaßen zu tun, die aus praktischen Gründen aber nicht als solche registriert werden, sondern mit Durchmessern erfaßt werden. Um den Flächencharakter doch mit zum Ausdruck zu bringen, verwendet man gewöhnlich zwei senkrecht zueinander stehende lineare Maße, wie die *Höhe* und die *Breite* eines Knochenkernes.

Carpalia- und Epiphysenkerne bilden beim Auftreten rundliche Ossifikationsknospen. Bei den Carpalia bleibt die rundliche Form bis zu einer Größe von 5—6 mm erhalten, Längen- und Breitendurchmesser sind bis dahin gleich. Anschließend bilden sich ovale Formen aus, und erst jenseits der Größenmaße von 8—9 mm bahnt sich die charakteristische Formgestaltung an. Bei den Epiphysenkernen bleibt die rundliche Form der Ossifikationsknospe nur bis zu einem Durchmesser von etwa 2—3 mm erhalten, anschließend bildet sich eine querovale Form aus. Die Formentwicklung der einzelnen Epiphysenkerne ist verschieden, am deutlichsten sind die Unterschiede zwischen den Epiphysenkernen der Metacarpalia — welche mehr rundlich orientiert sind — und den Epiphysenkernen der Phalangen, welche quer-ovale Formen zeigen. Von proximal nach distal wird dabei der Höhendurchmesser der Kerne gegenüber dem Breitendurchmesser immer kleiner, so daß nach der Peripherie hin zunehmend plattenförmige Epiphysenkerne entstehen können. Die Größenmaße der einzelnen Knochenkerne im Handwurzelraum sind für die einzelnen Altersstufen in Tabelle 3 zusammengefaßt.

Diagnostisch spielt die *Größenentwicklung* in erster Linie dann eine Rolle, wenn die Differenzierung der Knochenkerne abgeschlossen ist, also *bei entwicklungsbiologischen Studien im Schulalter und in der Pubertät*. Es gibt darüber hinaus auch eine ganze Reihe von Störungen, bei denen die Größenentwicklung bereits vorhandener Knochenkerne gestört ist, wobei diese Wachstumsverzögerung sich schon im Säuglings- und Kleinkindesalter bemerkbar machen kann. Dies trifft vor allem zu für Vitaminmangelkrankheiten, Dystrophien, andere alimentäre Entwicklungsstörungen, endokrine Erkrankungen und Anlagestörungen.

d) Form- und Strukturanomalien

Eng mit dem Größenwachstum ist die Formgestaltung und die Strukturierung verbunden. Die schon oben skizzierten Formveränderungen, von der rundlichen über die ovale Form zur charakteristischen Gestaltung, findet in der bizarren Verschachtelung der Handwurzelknochen in der Pubertät ihren Abschluß. Mit der Formgestaltung ist die Knochenstruktur eng verknüpft. Solange die Knochenkerne rundlich bis oval sind, ist

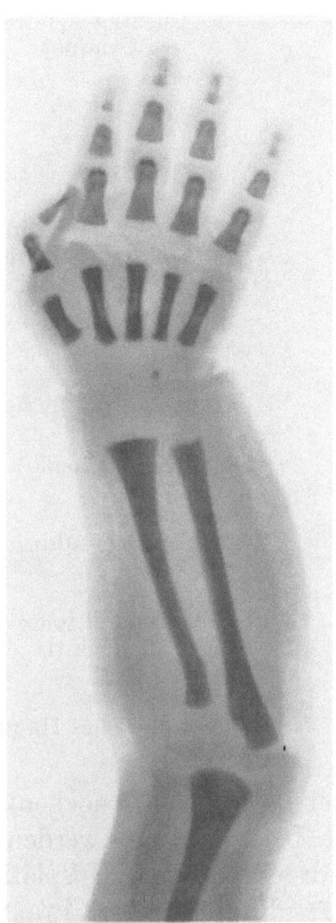

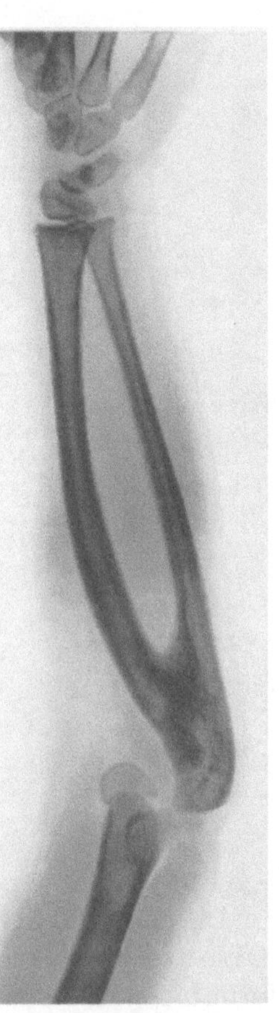

Abb. 56. *„Physiologische" Sklerose* der Markräume beim Neugeborenen (2. Lebenstag). Die schmalen Markräume zeichnen sich besonders an den Metacarpalia gut ab. Prämature Kernanlagen

Abb. 57. *Lageanomalie* der Carpalia durch Achsenrotation bei radioulnärer Synostose. 6jährig, ♂

eine Spongiosaarchitektur kaum zu erkennen, die Knochenkerne wirken homogen. Später wird eine feine Struktur sichtbar, welche allmählich in die gröbere Struktur der Pubertätszeit übergeht. Zu dieser Zeit lassen sich funktionell mechanische Momente für die Knochenbälkchenarchitektur erkennen. Strukturumbauten finden während des ganzen Lebens statt. Art und Ausmaß der Form- und Strukturanomalien sind so vielgestaltig und vielfältig, daß sie einer längeren Darstellung bedürften, wenn sie umfassend abgehandelt werden sollten. Die nachfolgende Tabelle 10 vermittelt einen groben Überblick über die wesentlichsten diesbezüglichen Anomalien.

e) Lageanomalien

Abweichungen von der topographischen Ordnung der Handwurzelknochen beruhen in der Mehrzahl der Fälle auf angeborenen Dysplasien, vor allem strahlenbedingten Mißbildungen. Aber auch durch entzündliche Erkrankungen und Verletzungen kann es zu bleibenden Lageveränderungen einzelner Knochenelemente kommen. Lageanomalien

Tabelle 10. *Form- und Strukturanomalien der Carpalia und Epiphysenkerne*

Vorwiegend Formanomalien	Form- und Strukturanomalien	Vorwiegend Strukturanomalien
	Arachnodaktylie	
	Arthritis rheum.	
	Arthritis, primär chron.	
	Athyreose	
		Calcinosis univ.
Chondroektodermale	Chondrodysplasie	
Dysplasie	Corticale Hyperostose	Coeliakie
		Cushing-Syndrom
		Cystinose
	Dysostosis enchondr.	
	Dysostosis epiphysaria	
	Dysostosis multiplex	
	Dysostosis Morquio	
	Dysplasie, polyostotische fibröse (f)	
	Exostosen, cartilag. (f)	
		Hyperparathyreoidismus
		Hypercalcämie
		Hyperphosphatämische Rachitis
	Hypophosphatämische Rachitis	
	Hypophosphatasie (f)	
Hypothyreose		
	Infantilismus verschiedener Genese	
	Kienböcksche Krankheit	
Madelungsche Deformität		
		Marmorknochenkrankheit
	Mélorhéostose	
	Möller-Barlow	
		Morbus Addision
	Osteogenesis imperf.	
	Osteochondritis luica	
Progerie		Ostitis multiplex cyst.
		Rachitis
	Spina ventosa	
	Still-Syndrom	
Strahlendysplasien		Tuberkulose des Handgelenks

sind in der Regel mit Form- und Strukturanomalien der betroffenen Knochenkerne vergesellschaftet. Differentialdiagnostisch in erster Linie berücksichtigt werden müssen: enchondrale Dysostosen, korrelierte Abartungen, chondroektodermale Dysplasie, Madelungsche Deformität, radioulnäre Synostosen (Abb. 57), Radiusaplasie, Frakturfolgen, Osteomyelitis- und Tuberkuloserestbefunde, cerebrale Kinderlähmungen (Abb. 58).

f) Asymmetrien

Die Ossifikation läuft normalerweise symmetrisch ab. Innerhalb dieser Symmetrie muß allerdings in Rechnung gestellt werden, daß beim Auftreten der Ossifikationsknospen geringe zeitliche und metrische Differenzen zwischen beiden Körperhälften vorkommen. Die Knochenkerne einer Seite können 1—3 mm (höchstens 4 mm) groß sein, bevor die Knochenkerne der anderen Seite sichtbar werden. Diese Unterschiede zum Zeitpunkt der Differenzierung bewegen sich eng innerhalb der Variationsbreite der Norm und gehen im Laufe des Wachstums der Knochenkerne recht bald verloren. Jenseits der 10 mm-Maße werden sie kaum noch gefunden. Im praktischen Gebrauch sollte man, wie unsere vielen Messungen gezeigt haben, Größenunterschiede von 2 mm und darunter nicht als Asymmetrie werten, da diese Differenz erfahrungsgemäß auf aufnahmetechnische Faktoren (seitenverschiedene Lagerung) zurückgeführt werden können. Bei den Asymmetrien ist aber nicht nur auf die Größenentwicklung zu achten, denn auch die Differenzierung kann asymmetrisch ablaufen, und auch in Form und Struktur können sich einseitige Störungen widerspiegeln. Das Gros assymmetrischer Ossifikationsabläufe ist auf *Dysplasien des Gehirns, Halbseitenaffektionen des Gehirns* im Säuglings- und Kleinkindesalter zurückzuführen (Abb. 59). Sehr wesentliche Unterschiede findet man bei *Hemihyperplasie* (sog. Halbseitenriesenwuchs) und *Hemihypoplasie* (sog. Halbseitenminderwuchs). Bei diesen Störungen kommt dem Differenzierungsstand und den Größenmessungen eine entscheidende diagnostische Bedeutung zu, da erst daraus manchmal bindende Schlüsse möglich sind, ob die Körperasymmetrie auf eine Unterentwicklung der einen Körperhälfte oder eine Überentwicklung der anderen Hälfte zurückzuführen ist. Auch — monomele oder lokalisierte — partielle Riesenwuchsmanifestationen, wie z. B. ausgedehnte *Hämangiome, Lymphangiome, Elephantiasis, Klippel-Trenaunay-Syndrom* wirken sich im Sinne einer Differenzierungsbeschleunigung und Steigerung des Größenwachstums auf der betroffenen Seite aus. Andererseits führt *Minderdurchblutung und Inaktivität* (z. B. bei spastischen oder schlaffen Halbseitenlähmungen) zu einer Retardierung des Größenwachstums, meist verbunden mit einer ausgeprägten Osteoporose.

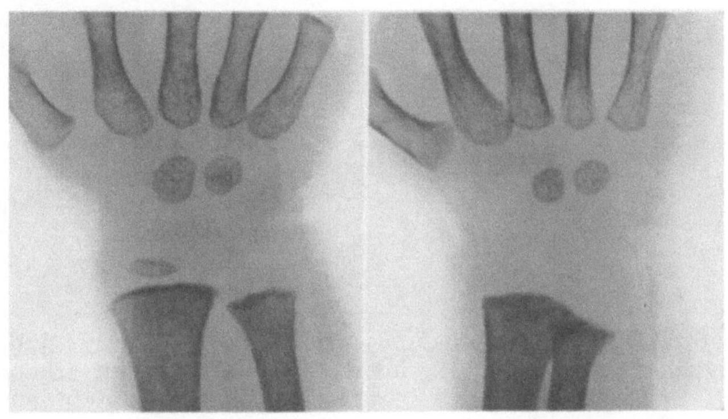

Abb. 58
Abb. 59a
Abb. 59b

Abb. 58. *Achsenverdrehung im Handwurzelraum* durch Kontrakturen bei schwerer Choreoathetose. 13$^7/_{12}$jährig, ♀

Abb. 59a u b. *Asymmetrische Handskeletentwicklung* bei unsymmetrisch lokalisierten Toxoplasmose-verkalkungen. 1$^3/_{12}$jähriger Junge. An der linken Hand altersentsprechende Ossifikationsverhältnisse, rechts — entsprechend der stärker betroffenen linken Hemisphäre — verzögerte Handwurzelkern-entwicklung und polsterförmige Metaphysenaufwerfung; a links, b rechts

g) Varianten der Zahl

Infolge des komplizierten embryologischen Entwicklungsganges des Handskeletes können auch numerische Varianten der Carpalia und Epiphysenkerne auftreten. Sie sind aber verhältnismäßig selten. Die vorkommenden akzessorischen Knochenkerne wurden von anatomischer Seite zusammengestellt. Klinisch finden wir eine über die Norm hinausgehende Zahl von Handwurzelknochen bei *multiplen Abartungen*, in extremer Ausprägung bei manchen Fällen von *Dysostosis enchondralis epiphysaria* (Abb. 60) und *meta-epiphysaria*. Bei diesen Befunden handelt es sich um Atavismen, die den Zustand der Ossifikationsverhältnisse bei Reptilien fixieren. Schwieriger zu erklären sind *Reduktionen der Zahl*, wie sie ebenfalls bei enchondralen Dysostosen vorkommen und wiederholt bei der sog. *Spätform der Dysostosis multiplex* beschrieben wurden. Leichter verständlich ist das Fehlen von Handwurzelkernen bei Strahlendysplasien, so z. B. bei *Oligodaktylie* oder bei *Spalthandbildung*, wo einzelne Carpalia völlig fehlen können, andere hypoplastisch sind. Die numerischen Varianten der sekundären Ossifikationszentren bringen stets schwere und in der Ontogenese frühzeitig entstehende Entwicklungsaberrationen zum Ausdruck.

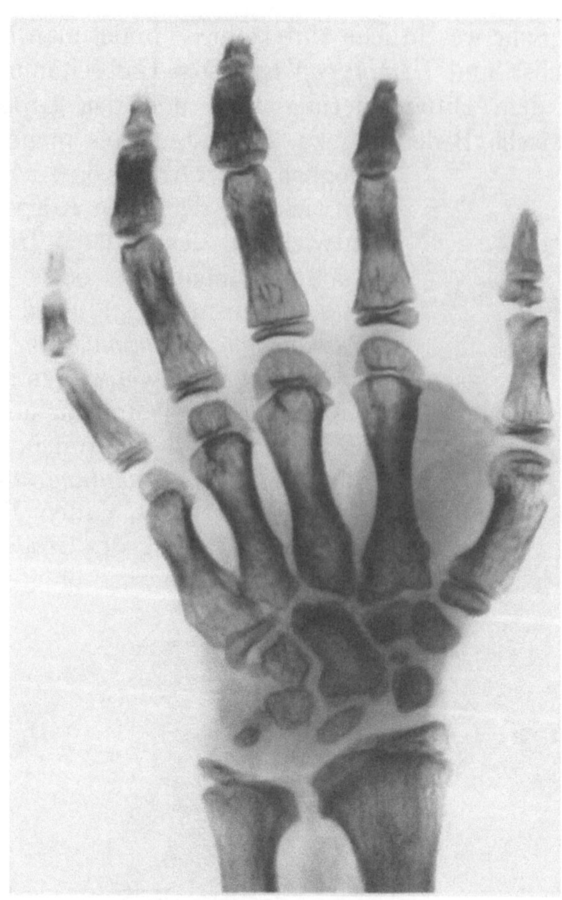

Abb. 60. *Dysostosis meta-epiphysaria* (Typ Morquio); 12jährig, ♂. Kurze Krallenhand (Camptodaktylie), plumpe Knochen, überzählige Carpalia mit erheblichen Form- und Strukturanomalien. Atavismus aus der Reptilienzeit

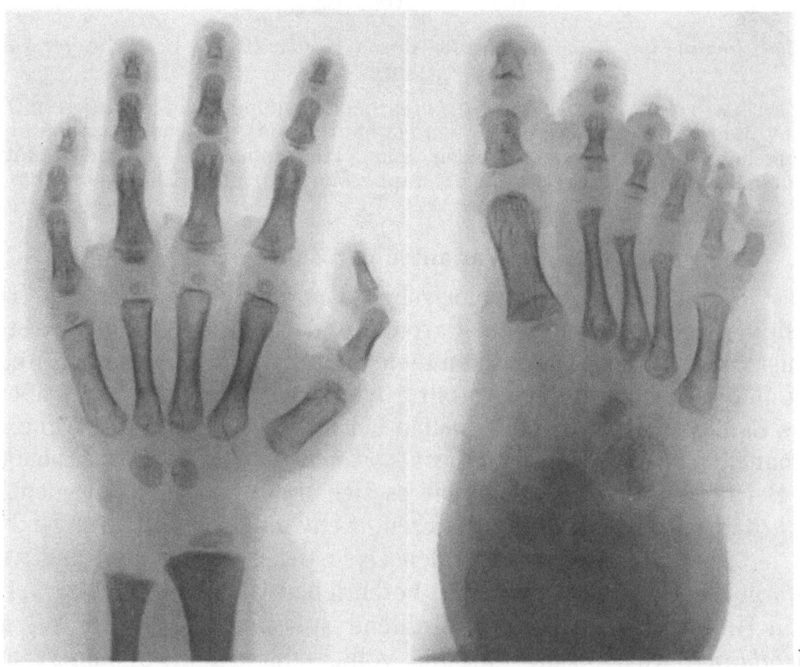

a   b

Abb. 61a u. b. *Laurence-Biedl-Moon-Bardet-Syndrom.* 3⁶/₁₂jähriges Mädchen. Plumpe, pastöse, kurze Hand. Verdickung der Metacarpalia an den Randstrahlen als Ausdruck einer abortiven Polydaktylie, welche am Fuß (b) manifest ist. Flaschenform der Finger, Polstermetaphyse des Radius, hinter welcher das Ulnaende 5 mm zurücksteht. Differenzierung der Carpalia um $1^1/_2$ Jahre verzögert. Großes Hamatum

h) Hyperplasien und Hypoplasien

Axial orientierte Handskeletdysplasien, wie Oligodaktylie, Polydaktylie, Syndaktylie und Spaltbildungen prägen sich recht häufig auch im Massenverhältnis der einzelnen Knochenkerne aus. So finden wir bei Hypoplasie oder Aplasie der Randstrahlen nicht selten auch eine Unterentwicklung der randständigen Knochenkerne. Bei Syndaktylie sind mitunter einzelne Carpalia oder Epiphysenkerne hyperplastisch verplumpt, bei Spaltbildungen liegen Hypoplasien und Hyperplasien der zentralgelegenen Knochenkerne nebeneinander (s. Abb. 49, 61).

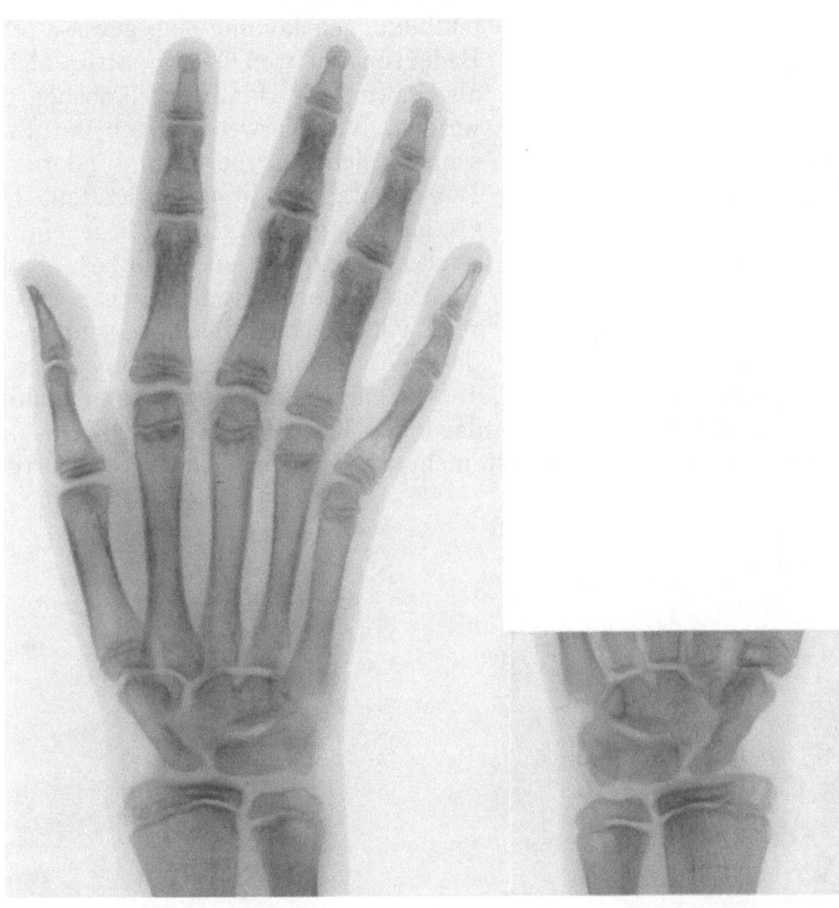

a   b

Abb. 62a u. b. Multiple *Handwurzelknochensynostosen* bei einem 16jährigen ♀, arachnodaktyler Skelettyp, allgemeine Bindegewebsschwäche, Brachymesophalangie V

i) Synostosen der Carpalia

Verschmelzungen der Handwurzelknochen sind selten. In der Regel handelt es sich um angeborene, frühembryonal entstandene Anomalien im Rahmen von Strahlendysplasien der Hand. Am häufigsten betroffen sind die zentralen Knochenkerne Capitatum und Hamatum (Abb. 49, 62). Übergeordnete Leitsymptome bilden *Syndaktylie, Akrocephalosyndaktylie.* Eine konstante Begleiterscheinung sind Synostosen der Handwurzelkerne bei der *chondroektodermalen Dysplasie.* Als Restzustand nach entzündlichen Erkrankungen werden ebenfalls, allerdings recht selten, Verschmelzungen von Handwurzelknochen gesehen. Diese Restbefunde nach Osteomyelitis, Tuberkulose der Handwurzelknochen oder primär chronischer Arthritis sind durch die begleitenden Struktur- und Formanomalien recht gut von den angeborenen Synostosen abgrenzbar.

k) Ossa bipartita

Neben Knochenverschmelzungen kommen an den kanonischen Handwurzelknochen auch Teilungen bzw. fehlende Zusammenschlüsse der Ossifikationsknospen vor. Wenn statt

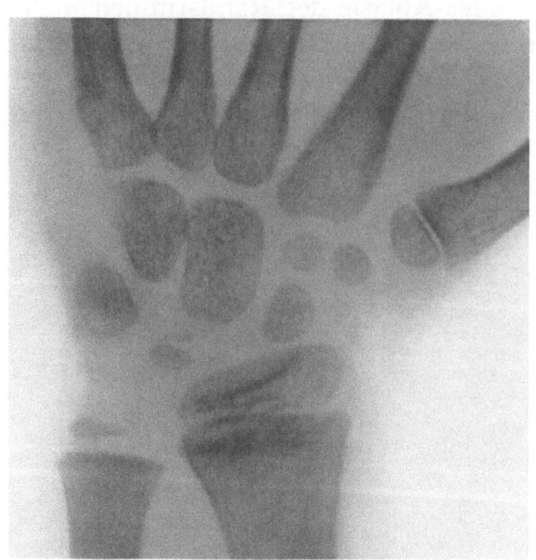

eines Knochenkernes zwei auftreten, spricht man von *Ossa bipartita*, bei drei Knochenkernen von *Ossa tripartita*. Ossa bipartita kommen häufiger vor als drei Knochenkerne und werden vor allem am Naviculare, Triquetrum, Lunatum und Multangulum minus beobachtet. An den Epiphysenkernen kommen ebenfalls 2—3fache Knochenkernanlagen vor. Diesen Hemmungsfehlbildungen kommt eine gewisse praktische Bedeutung zu, weil Ossa bipartita nicht selten als Fraktur der Handwurzelknochen gedeutet werden. Vor Verwechslungen mit Frakturen schützt nicht nur die Form, sondern auch die Doppelseitigkeit dieser Varietäten. Über das Os naviculare bipartitum liegt ein umfangreiches Schrifttum vor (Abb. 63, 68, 83, 86a).

Aus pathogenetischer Sicht ist es irreführend, von zwei oder drei Teilungen zu sprechen, da jede Teilung ein ursprüngliches Ganzes

Abb. 63. *Os lunatum bipartitum*

voraussetzt; es liegt vielmehr eine mangelhafte Verschmelzung verschiedener Ossifikationsknospen vor. Neben der fehlerhaften Anlage des Knorpelhofes dürfte eine abnorme Gefäßversorgung für das Zustandekommen mehrerer Knochenkerne verantwortlich sein.

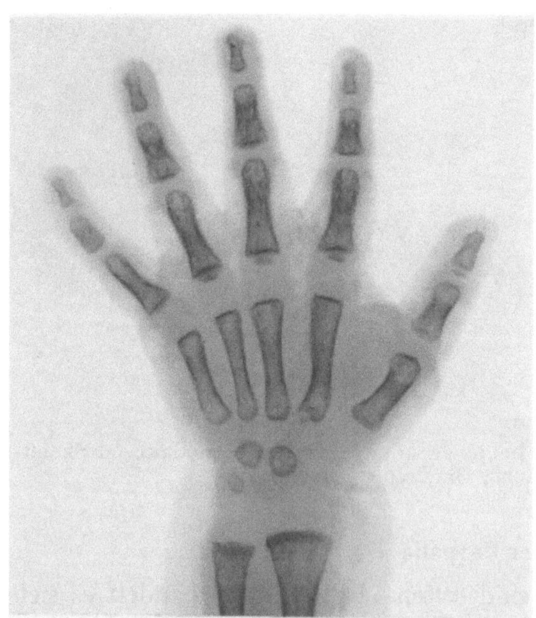

Abb. 64. *Polstermetaphysen, Pseudoepiphysen, Brachymesophalangie V* (→). 2$^{11}/_{12}$jähriges Kind, mongoloide Akromikrie

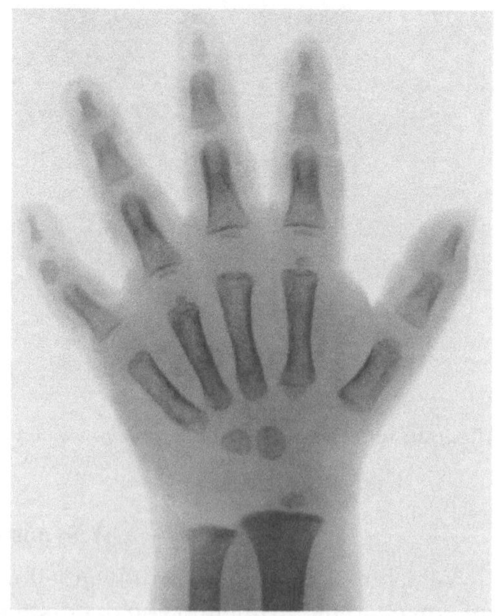

Abb. 65. Der Triquetrumkern ist bereits vorhanden, während der Radiusepiphysenkern noch fehlt. Pseudoepiphyse am Metacarpale II. Polsterförmige Aufwerfung der Radiusepiphyse. 1$^{1}/_{12}$jähriges Mädchen. *Mikrocephalie, Idiotie*

l) Pseudoepiphysen

Als Pseudoepiphysen werden *epiphysenartige Knochenkerne an atypischer Stelle* bezeichnet. Derartige Knochenkerne treten vor allem an den Metacarpalia II und V proximal, am Metacarpale I distal, an den Mittelphalangen distal und seltener an den

Metacarpalia III und IV proximal auf. Normalerweise findet man Epiphysenkerne an Verkalkungszonen, die plan oder konkav verlaufen. An konvexen Knochenenden soll für die Entwicklung von Knochenkernen kein Platz bleiben. Der Prozentsatz, in welchem unter einem durchschnittlichen Krankenhausmaterial Pseudoepiphysen gefunden werden, ist recht hoch. Bei etwa der Hälfte aller untersuchten Hände findet man diese mehr oder minder ausgeprägt. Ihre Bedeutung ist deshalb schon seit den Untersuchungen STETTNERs umstritten. In neuerer Zeit haben sich SCHÄFER und WEINERT an Hand von 3200 Röntgenaufnahmen mit diesem Problem auseinandergesetzt. Festzustellen bleibt, daß bei anlagebedingten Störungen, multiplen Abartungen, heredodegenerativen Erkrankungen des Zentralnervensystems, endokrinen Störungen und Tumoren Pseudoepiphysen in einem höheren Prozentsatz als bei gesunden Kindern gefunden werden, zu berücksichtigen ist aber auch, daß die Gradausprägung bei diesen Krankheitsgruppen schwerer zu sein pflegt (Abb. 64, 65, 66, 97, 99).

Pseudoepiphysen werden erst nachweisbar, wenn normalerweise die Epiphysenkernverknöcherung eintritt, also Ende des 1. und im 2. Lebensjahr. Dabei bilden sich an den erwähnten atypischen Stellen Knochenkerne, die eine fadenförmige oder brückenartige knöcherne Verbindung zum dazugehörigen Röhrenknochen aufweisen. Diese Knochenbrücke wird im Laufe der Zeit breiter, und schon im späteren Kleinkindesalter oder im Schulalter wird die Pseudoepiphyse so weit in die Form des Röhrenknochens einbezogen, daß sie nur noch an den seitlichen Einkerbungen als solche erkennbar ist. Wenn die knöcherne Verbindung zwischen Epiphysenkernen an atypischer Stelle und Diaphyse fehlt, sollte man nicht von einer Pseudoepiphyse, sondern von *atypischer Epiphyse* (Abb. 66, 86) sprechen. Wenn auch die Mehrzahl der atypischen Epiphysen ebenso wie die Pseudoepiphysen mit den Röhrenknochen verschmelzen, so beobachtet man doch Einzelfälle, wo diese Epiphyse während des ganzen Wachstums ein selbständiger Knochenkern bleibt. Atypische Epiphysen stellen sozusagen eine graduell schwerere Hemmungsfehlbildung der Ossifikation dar. Beide Epiphysenanomalien sind als Hemmungsfehlbildungen zu deuten, welche den dysraphischen Fehlbildungen nahestehen.

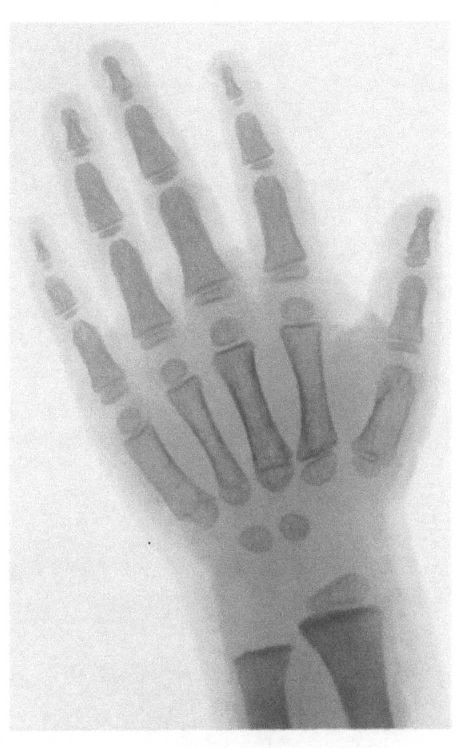

Abb. 66. *Atypische Epiphyse* am Metacarpale II, Pseudoepiphysen an den Metacarpalia V und I. Regelrechte Epiphysenossifikation bei verzögerter Handwurzelossifikation. 4jähriges Mädchen

3. Metaphysen

Die Metaphysen anatomisch zu begrenzen ist nicht leicht. Wohl ist die epiphysäre Grenze durch die kontrastreiche Verkalkungszone gegenüber dem kontrastlosen Knorpel der Epiphyse wohldefiniert und die seitlichen Grenzen durch die diaphysären Konturen scharf gezeichnet. Die Grenze der Metaphyse gegen die Diaphyse ist aber weder anatomisch noch röntgenologisch scharf zu ziehen, da der Übergang der — metaphysären — primären Strukturen in die — diaphysären — definitiven Strukturen fließend ist. Einen groben Anhaltspunkt gibt die Stelle, an welcher die Corticalis wirklich zur „Compacta" wird, also deutlich nachweisbar ist. Die Metaphyse umfaßt die präparatorische Verkalkungszone, den primären Markraum, die primäre Spongiosa. Durch den Gefäßreichtum ist die Region unterhalb der Verkalkungszone etwas ärmer an kalkhaltigen Knochenbälkchen, diese sind dünner und engmaschiger angeordnet, so daß die Metaphyse radiologisch transparenter und homogener als der Markraum der Diaphyse wirkt.

Funktionell stellt die Metaphyse jene räumlich relativ schmale Knochenzone dar, in welcher die *stärksten Umbauprozesse des Knochens stattfinden*, da sie für das Längenwachstum der Röhrenknochen verantwortlich sind und die Grundzüge der Architektur des Markraumes hier entworfen werden. Dementsprechend sind die Metaphysen äußerst vulnerable Zonen gegen organismische Noxen aller Art. Diese können *stoffwechselbedingt* sein (z. B. Hypercalcämie), *Vitaminstörungen* zum Ausdruck bringen (z. B. Rachitis) (Abb. 72, 73, 74), *Anlagestörungen* repräsentieren (z. B. metaphysäre Dysostosen, Abb. 67, 68, 69, 28), *infektiöse Prozesse* widerspiegeln (z. B. Osteomyelitis, Septikämie), Lokalisationspunkte *neoplasmatischer Allgemeinprozesse* sein (z. B. Retikulose, Abb. 79, Leukose)

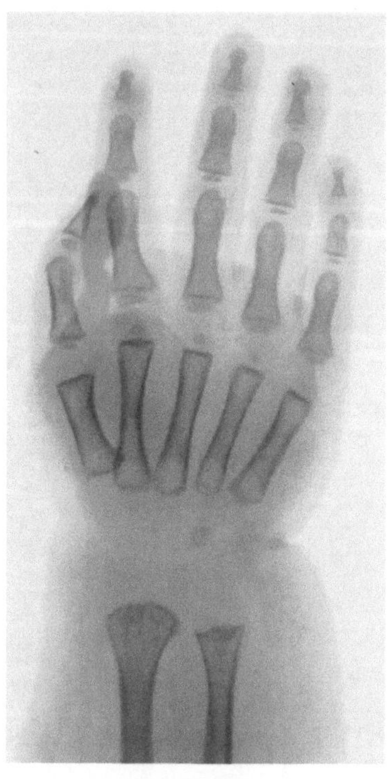 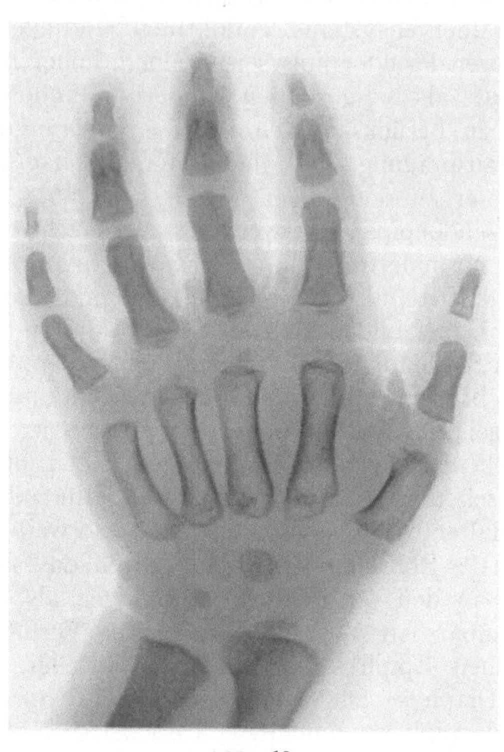

Abb. 67   Abb. 68

Abb. 67. *Dysostosis epi-metaphysaria (Typ Ribbing)* $1^5/_{12}$jährig, ♀. Nur der Hamatumkern ist angelegt. Radiusverkalkungszone konvex verlaufend, unregelmäßig

Abb. 68. *Dysostosis meta-epiphysaria.* Plumpe Knochen, deformierte, unregelmäßige Verkalkungszonen, Formvarianten der Epiphysenkerne, irreguläres Auftreten der Carpalia bei kleinem Handwurzelraum. Während das Hamatum noch fehlt, ist der eine Multangulumkern bereits sichtbar. $3^2/_{12}$jährig, ♂

oder gar als *Speicherungsorgan* fungieren (z. B. Bleivergiftung). Diese Reagibilität der Metaphysen ist auf die Konzentration und Aktivität der mesenchymalen Gewebe in ihrem Bereich zurückzuführen und dem wachsenden Skelet eigentümlich. Graduell nehmen nicht alle Metaphysen des Körpers gleich stark an den Veränderungen teil. Die besten Studienobjekte für metaphysäre Veränderungen bilden: distale Unterarmknochen, distale Femur-, proximale Tibia-, distale Tibia- und Fibulametaphysen, Rippenenden, Humerus proximal, Femur proximal.

Folgende Kriterien sind zur Metaphysenbeurteilung wichtig:

Breite	(Querdurchmesser)
Dicke	(Höhendurchmesser)
Dichte	(Kalkgehalt)
Struktur	(Spongiosa)
Begrenzung	⎫
Struktur	⎬ der Verkalkungszone
Kalkgehalt	⎭

Es ist zweckmäßig, Verkalkungszone und Metaphyse getrennt zu beurteilen, da die Verkalkungszone durch viele Eigentümlichkeiten gekennzeichnet ist. Unter pathologischen Bedingungen kann sich die Metaphyse vor allem in der Höhe erheblich ausdehnen, so daß die Metaphyse nicht selten ein Kriterium für die Dauer, Kontinuität des Ablaufes (Remissionslinien) und Schwere eines Leidens wird.

Im Gegensatz zu den Knochenkernen bringen die Metaphysen mehr exogen auf den Organismus einwirkende Noxen zum Ausdruck, die aber stets eine gewisse Zeitdauer

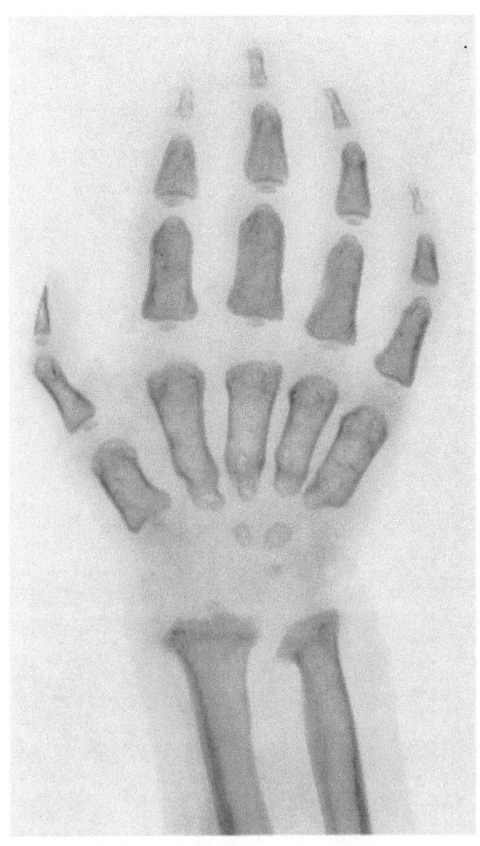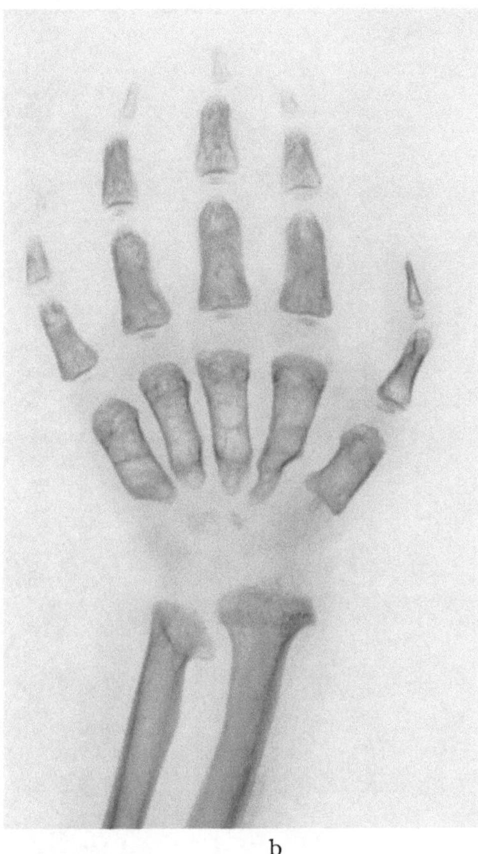

a   b

Abb. 69a u. b. *Dysostosis multiplex*, 5jährig, ♀. Dysostosis metaphysaria et epiphysaria. Unregelmäßige, in der Entwicklung verzögerte Carpalia; tatzenförmige Finger mit „Zuckerhut"förmigen Phalangen, Brachycarpie

voraussetzen. Bei den meisten Noxen muß man eine Einwirkungsdauer von einigen Wochen voraussetzen, lediglich akute Osteomyelitiden und Septikämien bringen schon in der ersten Krankheitswoche systematisierte Metaphysenstrukturveränderungen hervor.

a) Metaphysäre Dysplasien

Fehlanlagen im Bereich der Knorpel-Knochengrenze, welche zu klinisch hervortretenden Ossifikationsstörungen führen, prägen sich in der Metaphysenstruktur aus. Die schwersten derartigen Veränderungen findet man bei der *Dysostosis enchondralis metaphysaria* und bei den *meta-epiphysären Dysostosen*. Die metaphysären Dysostosen beruhen auf einer Dysplasie der Säulenknorpel und Verkalkungszonen. Dadurch wird die Verkalkungszone verbreitert, hoch, unregelmäßig strukturiert und begrenzt (Abb. 28). Die rein metaphysären Dysostosen sind recht selten, in der Mehrzahl der Fälle handelt es sich um meta-epiphysäre Dysostosen, bei denen sich an den enchondralen Ossifikationszonen der Metaphysen und Epiphysen prinzipiell die gleichen Umbaustörungen abspielen.

Hierher zu rechnen ist auch die *Chondrodysplasie* (= Achondroplasie = Chondrodystrophie), welche die Metaphysen zwar unterschiedlich stark, aber stets miterfaßt (Abb. 28, 82). Über diese schwerpunktmäßig in den Metaphysen lokalisierten Dysplasien hinaus, spiegeln sich fast alle systematisierten Ossifikationsstörungen in den Metaphysen irgendwie wider. Dies gilt für die gesteigerte enchondrale Ossifikationstätigkeit bei der *Arachnodaktylie*

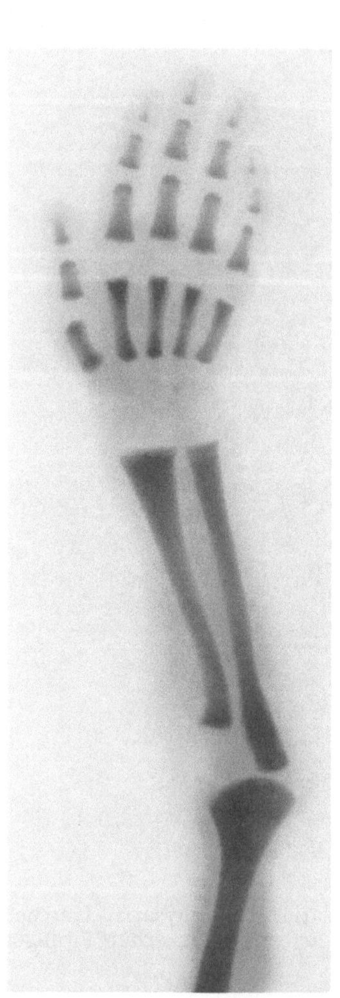

Abb. 70. *Marmorknochenkrankheit*. Eburnisierte Markräume, relative Aufhellung der Verkalkungszonen. Der Hamatumkern wird eben sichtbar. 3 Monate ♀

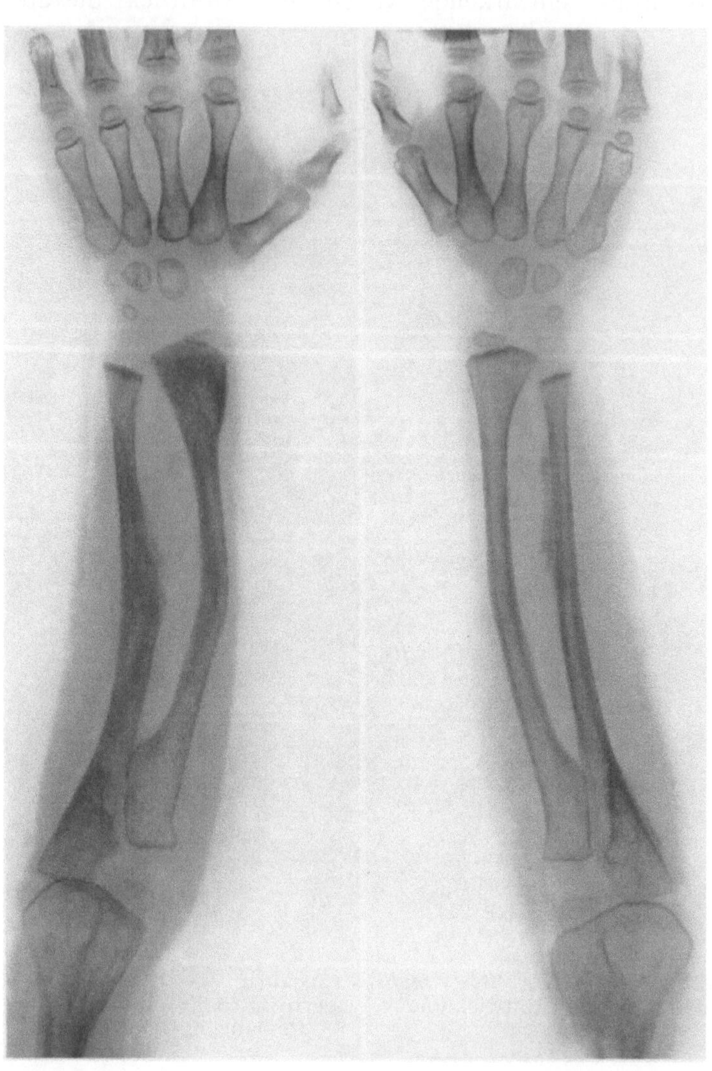

a   b

Abb. 71a u. b. *Osteogenesis imperfecta*, 3jährig, ♀. Grazile, kalkarme Röhrenknochen und Carpalia, dünne Corticalis. Unterarmdiaphysen und -metaphysen durch äußere Frakturen deformiert

(Abb. 29, 83) ebenso wie für die quantitativ insuffiziente Ossifikation beim *Brachydaktyliesyndrom* (Abb. 30), *Marmorknochenkrankheit* (Abb. 70) einerseits und *Osteogenesis imperfecta* (Abb. 71) andererseits.

b) Mineralisationsstörungen

Die Mineralsalzablagerung in den Metaphysen ist eine integrierende Phase der Ossifikation. Die Mehrzahl der pathologischen Prozesse führt zu einer Kalkverarmung. Zu den Mineralisationsstörungen im engeren Sinne werden nur jene gerechnet, bei denen die Mineralisation primär abnorm abläuft; nicht dazu gehören also alle sekundären Entkalkungsvorgänge, bei denen bereits mineralisierte Knochenpartien demineralisiert werden.

In der Regel betreffen die fehlerhaften Mineralisationen alle Skeletabschnitte, machen sich aber *an den Metaphysen am frühesten, ausgedehntesten und längsten bemerkbar.* Prinzipiell unterscheiden wir Hypo- und Hypermineralisationen.

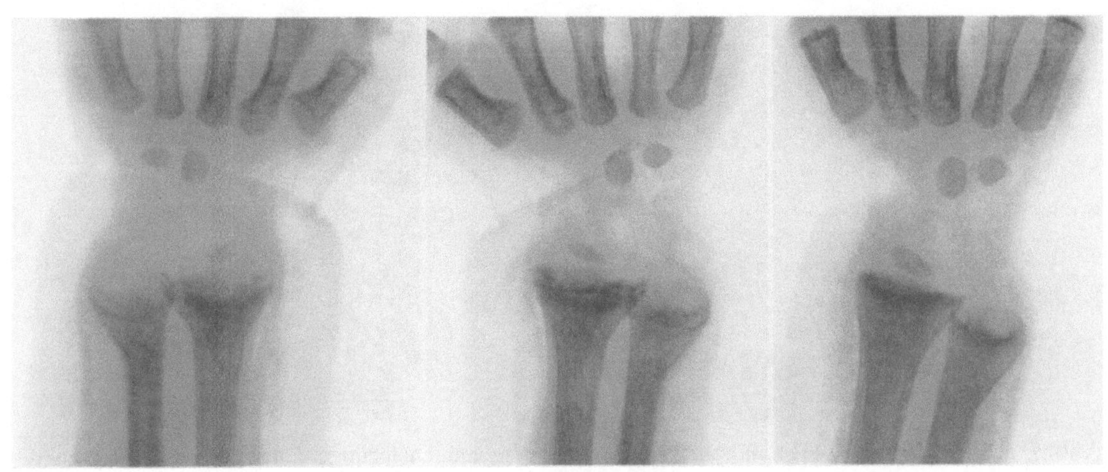

a   b   c

Abb. 72a—c. *Heilungsserie einer Rachitis* innerhalb 6 Wochen. 1¹/₂jähriger Junge

Hypomineralisationen liegen bei manchen Hypovitaminosen vor. Das klassische Bild dieser mangelhaften Kalkablagerung stellt die *Vitamin D-Mangel-Rachitis* (Abb. 70, 71) dar. Bei Poly-Hypovitaminosen, *Skorbut* und *A-Hypovitaminosen* ist das radiologische Bild der Metaphysen schon komplexer, da neben dem Grundvorgang der insuffizienten Mineralisation weitere Strukturveränderungen (Blutungen, Zusammensinterungen) hinzukommen. *Allgemeine Ernährungsstörungen* führen bei längerer Dauer — wie z. B. bei *Dystrophie, Coeliakie, Megacolon congenitum, Mucoviscidose* — zu einer

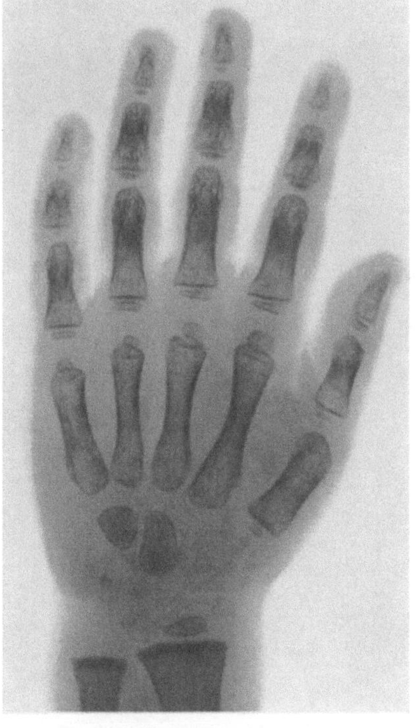

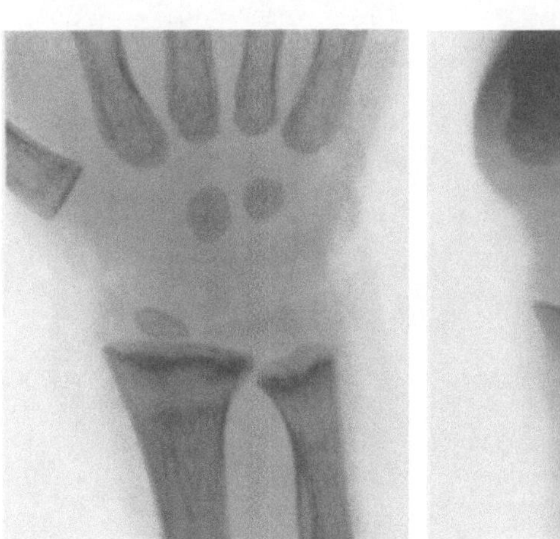

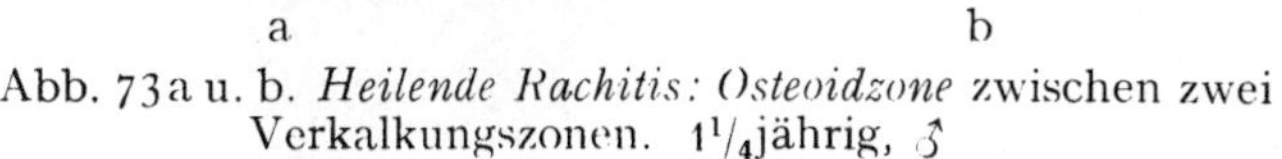

a   b

Abb. 73a u. b. *Heilende Rachitis: Osteoidzone* zwischen zwei Verkalkungszonen. 1¹/₄jährig, ♂

Abb. 74.
Hypermineralisierte Verkalkungszonen bei Vitamin D-Überdosierung. 3jährig, ♂

Kalkarmut, die in den Metaphysen am deutlichsten ist. Dabei bleibt die Verkalkungszone in Struktur und Schärfe der Begrenzung intakt. Lediglich wenn zur Dystrophie eine mangelhafte Resorption gewisser Vitamine hinzukommt, wie z. B. bei der *Coeliakie-Rachitis,*

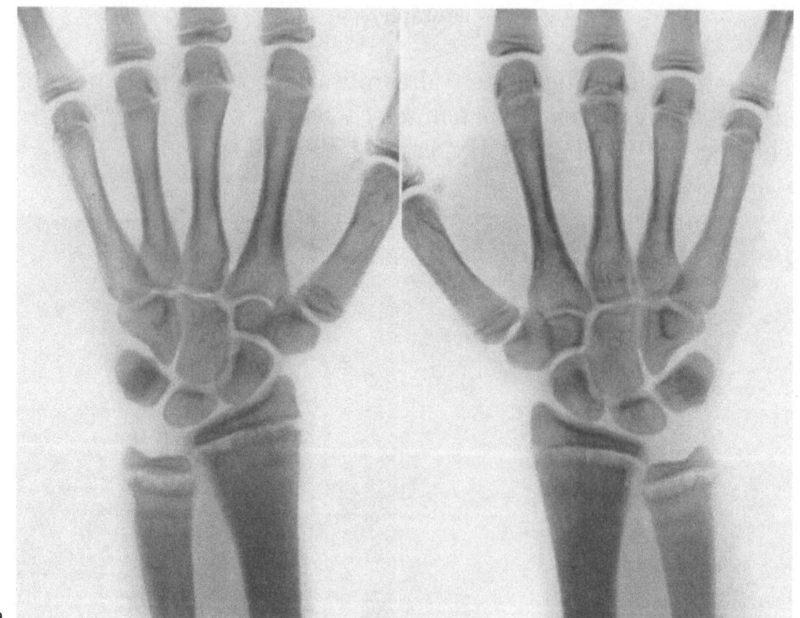

a   b

Abb. 75a u. b. *Hyperphosphatämische, renale Rachitis.* Schichtförmige Entkalkungsbänder in den Unterarmmetaphysen. $13^5/_{12}$jähriges Mädchen

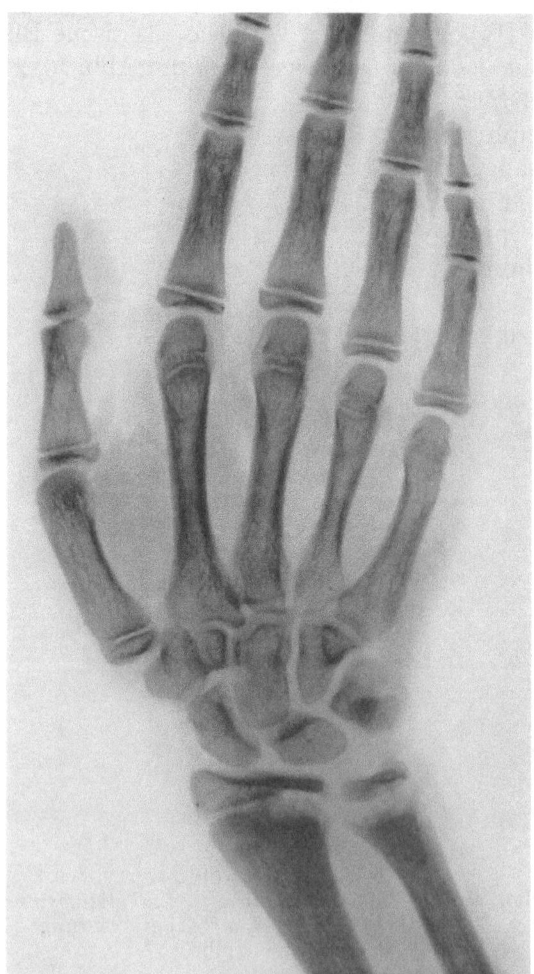

Abb. 76.
Hypophosphatämische Rachitis ohne sekundären Hyperparathyreoidismus. Wolkige Strukturauflockerung der Verkalkungszonen. Dichte Spongiosastruktur. 13jähriger Junge

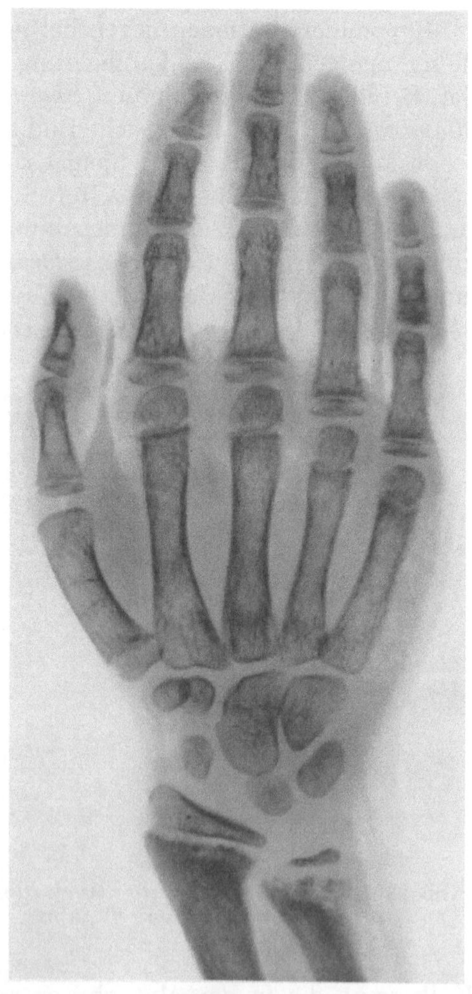

Abb. 77.
Hyperphosphatämische renale „Rachitis". Auflockerung der Metaphysen, der Corticalis und der Spongiosastruktur (Bild des *sekundären Hyperparathyreoidismus*). $9^1/_2$jähriger Junge

werden auch die Verkalkungszonen mitbetroffen. Stoffwechselstörungen, welche den Elektrolythaushalt tiefgreifend und langfristig alterieren, haben ihre Auswirkungen an den Knochenwachstumszonen (Abb. 75, 76, 77). Da manchmal eine grobe Ähnlichkeit mit dem Skeletbild der Vitamin D-Mangel-Rachitis besteht, werden diese Stoffwechsel-anomalien als *„atypische oder Vitamin D-resistente Rachitisformen"* zusammengefaßt. Dazu gehören die genuine, Vitamin D-resistente Rachitis, die hyperphosphatämische renale Rachitis, die Hypophosphatasie, die Cystinose und das Fanconi-Debré-Syndrom (s. MOLL u. F. SCHMID).

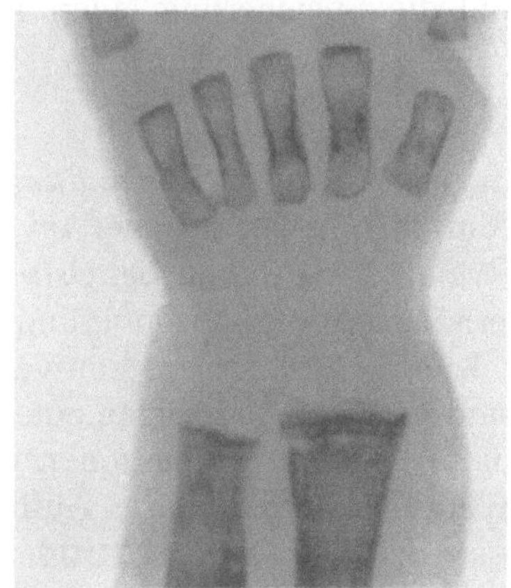

a

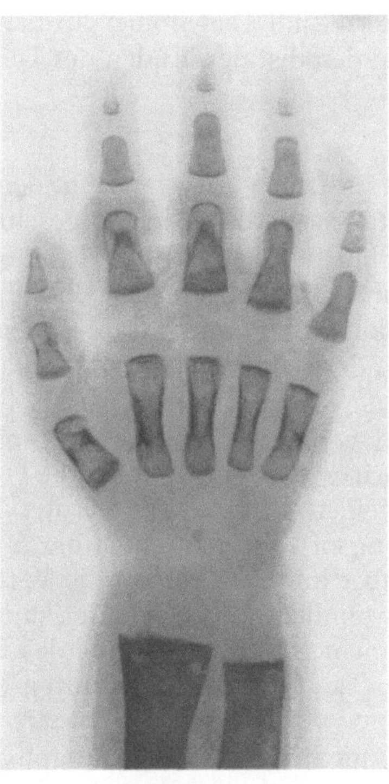

b

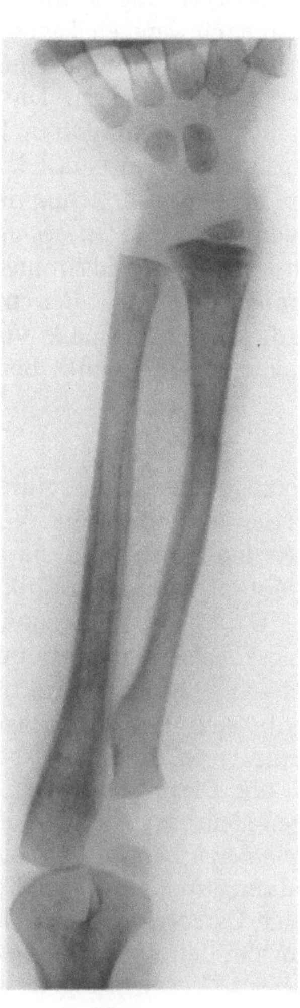

Abb. 78a u. b. *Phalangitis und Ostitis luica.* 10 Wochen alter weiblicher Säugling. Auftreibung der Phalangen, vor allem II_1 und III_1 distal. Breite kontrastreiche Verkalkungszonen bei Aufhellungen in den Metaphysen. Verdichtete Markräume an Radius und Ulna (Ostitis)

Abb. 79. *Akute Reticulose.* $3^4/_{12}$jähriger Junge. Handwurzelkernentwicklung etwa 1 Jahr unter der Altersnorm. Tiefgreifende Strukturveränderungen der metaphysären und periostalen Verkalkungszonen. Schichtförmiger Wechsel von Verdichtungs- und Aufhellungszonen in den Metaphysen, vereinzelt auch rundliche Osteolyseherde

Hypermineralisationen finden zunächst in einer Verdickung, Verdichtung und Verbreiterung der Verkalkungszonen ihren radiologischen Niederschlag. Ausgedehntere Hypermineralisationen erhöhen auch die Dichte der übrigen Metaphyse. Diese Extreme einer pathologisch gesteigerten Kalkablagerung finden wir bei *idiopathischer Hypercalcämie*, bei

Vitamin D- und *Vitamin A-Überdosierung* (Abb. 74), nach langfristigen *Phosphor-Leber-tran-Gaben* und *Mißbrauch von Polyvitaminpräparaten.*

Ähnlich, wenn auch oft dichter und manchmal geschichtet, sind die Kontrastanreiche-rungen der Metaphyse bei *Schwermetallintoxikationen,* deren typisches Beispiel die *Blei-vergiftung* darstellt. Dabei handelt es sich vermutlich um direkte Schwermetallspeiche-rungen und nicht um vermehrten Kalkgehalt, obwohl die Speicherung einen Reiz zur Kalkablagerung unterhält.

c) Entzündliche Prozesse

beeinflussen die Metaphysen strukturell dann, wenn sie *direkt im Entzündungsbereich* liegen (z. B. bei Handgelenkstuberkulose, primär-chronischer Arthritis) oder *im Rahmen septisch-pyämischer* Allgemeinprozesse. Bei *Sepsis, Pyämien,* vor allem bei *Osteomyelitis* treten schon nach wenigen Tagen weitgehend charakteristische Metaphysenveränderungen auf. Diesen Strukturveränderungen kommt gerade als Frühsymptom osteomyelitischer Prozesse eine Bedeutung zu. Die Verkalkungszonen sind verdickt und zeigen eine gewisse Unschärfe in ihrer epiphysären Begrenzung. Unterhalb der Verkalkungszonen geht ein Aufhellungsband diesen parallel. Bei akuten Osteomyelitiden beruht dieser Aufhellungs-streifen auf einer Rarefizierung der primären Spongiosa. Bei chronischen Ostitiden — wie z. B. bei der *Ostitis* und *Osteochondritis luica* — kann die Rarefizierung in Osteolysezonen übergehen, die zum Zusammenbruch der Metaphysen (Parrotsche Pseudoparalyse) führen können (Abb. 78). Bei chronischen Osteomyelitiden erreichen mitunter die Meta-physenverdickungen Ausmaße von mehreren Millimetern, sind aber immer an den langen Röhrenknochen (Kniegelenk) besser ausgeprägt als an den distalen Enden der Unterarm-knochen.

d) Neoplasmen,

welche vom reticulo-histiocytären System ausgehen, setzen vorwiegend in den Meta-physenpartien unterhalb der Verkalkungszonen Metastasen. Erst in fortgeschrittenen Stadien werden zunehmend diaphysäre Knochenabschnitte mitbetroffen. Primär streng auf die Metaphysen beschränkt sind die Strukturveränderungen bei den *Leukosen* (Abb. 79). Dabei kommt es zunächst zu einer Verdickung und Kontrastanreicherung der Verkalkungszonen, später zu queren Aufhellungsbändern unterhalb der Verkalkungs-zonen und schließlich zu Strukturauflockerungen in der ganzen Metaphyse. Bei Remis-sionen ergibt sich daraus ein eigenartiges Schichtbild von verdickten Verkalkungszonen und strukturarmen Aufhellungsbändern. In fortgeschrittenen Stadien greift die Osteolyse auch auf die Diaphysen über, in einem nicht kleinen Prozentsatz werden Periost-abhebungen sichtbar. Ähnliche Metaphysenveränderungen kann man auch bei *Sarkomen* und *Sarkomatosen* beobachten; sie beschränken sich aber in der Regel auf die Verdickung der Verkalkungszonen, während die Aufhellungen gewöhnlich nur angedeutet sind. Mehr kleinfleckige Osteolysen in den Metaphysen bei allgemeiner Kalkverarmung des Skeletes findet man bei den *akuten Retikulosen.* Grobfleckige Osteolyseherde im bunten Wechsel mit streifigen Verdichtungen sind Ausdruck von *Sympathogoniom-Metastasen.* Die beiden letztgenannten Tumorarten beschränken sich nicht nur auf die Metaphysen der Röhrenknochen, sondern betreffen auch die Diaphysen und mit Vorliebe die platten Knochen.

IV. Die Handskeletossifikation als Indicator der Entwicklung

1. Das Handskelet als teratologisches Studienobjekt

Die diagnostische Bedeutung von Handskeletaufnahmen für die Teratologie beruht auf der Tatsache, daß Entwicklungsaberrationen durch das Radiogramm so subtil objekti-viert werden können, wie es kaum durch eine andere Untersuchungsmethode und an einem anderen Untersuchungsobjekt möglich ist. Das Handskelet ist wegen der Vielzahl der hier auf engem Raum zusammenliegenden Knochen (nach Abschluß der Entwicklung mindestens 52!), der unkomplizierten Aufnahmetechnik und der Möglichkeit der Vermeidung jeglicher genetischer Strahlenbelastung bei niedriger somatischer Strahlenbelastung das optimale Studienobjekt des Körpers. Die Ossifikationsabläufe und Entwicklungsaberrationen an der Wirbelsäule sind zwar nicht weniger interessant, aus vielerlei Gründen muß aber die Wirbelsäule für Standarduntersuchungen ausscheiden. Schon die Vielzahl der oben behandelten Varianten des Handskeletes (s. Kapitel: Typische pathologische Varianten der Handskeletentwicklung und ihre diagnostische Bedeutung) vermittelt einen Einblick in die Reichhaltigkeit der daraus resultierenden Aufschlüsse. Diese beziehen sich auf

1. die teratologische Determinationsperiode,
2. das Aberrationsprinzip und
3. eine bessere Isolierung der kausalen Noxen.

Für den Zeitpunkt einer Fehlentwicklung ergeben sich aus dem Handradiogramm wertvolle Hinweise, weil der Ablauf der Handskeletentwicklung im Embryonalleben ziemlich gut bekannt ist. So ist es möglich, die Entstehung ganzer Fehlbildungsgruppen (z. B. Spaltbildungen, Oligo-, Polydaktylie, Mélorrhéostose u. a.) auf die ursegmentale Gliederung der Extremitätenanlage zurückzuführen, andere (z. B. Synostosen der Carpalia, Ossa bipartia) in das Mesenchym- oder Vorknorpelstadium der Skeletanlage zu verlegen, schließlich eine weitere Gruppe (Brachytelephalangie, Brachymesophalangie u. a.) den embryonalen Ossifikationsstörungen zuzuordnen. Es gibt sogar Anomalien, welche interessante phylogenetische Aspekte aufwerfen. Dazu gehören die seltenen überzähligen Carpalia als Einzelbefunde, wie das Os centrale persistens und die Reduktion oder Überzahl ganzer Handwurzelreihen, wie sie bei den enchondralen Dysostosen, besonders vom Typ Morquio und Pfaundler-Hurler angetroffen werden. Eine verbindliche Aussage kann dabei allerdings meist nur über den spätest möglichen Zeitpunkt der Determination gemacht werden, da

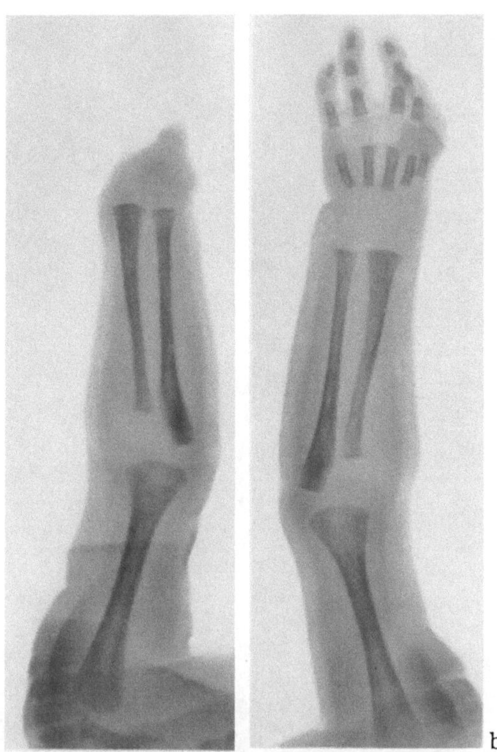

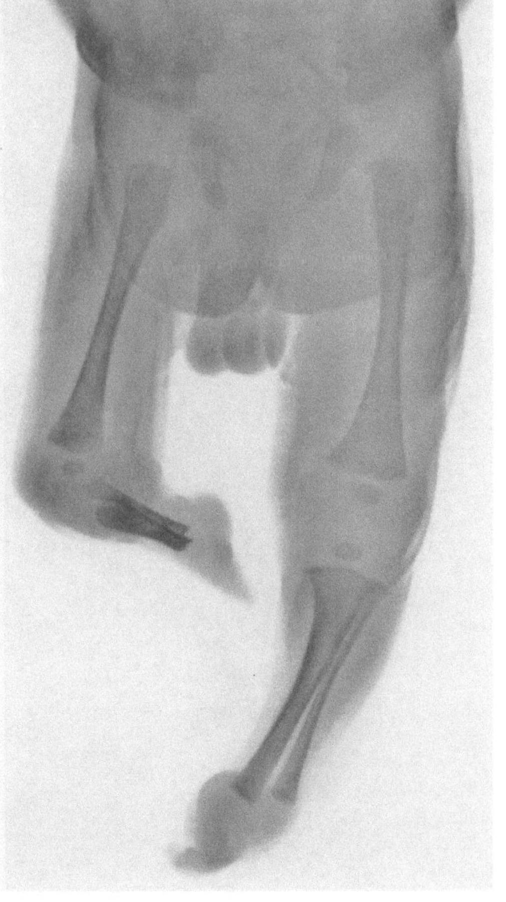

Abb. 80a—c. *Systematisierte fetale Amputationen,* an den 4 Extremitäten graduell verschieden ausgeprägt. Die Systematisierung spricht dafür, daß es sich um eine Differenzierungsstörung der Ektodermfalte handelt, nicht dagegen um „amniogene" Abschnürungen. 5 Wochen alter Junge

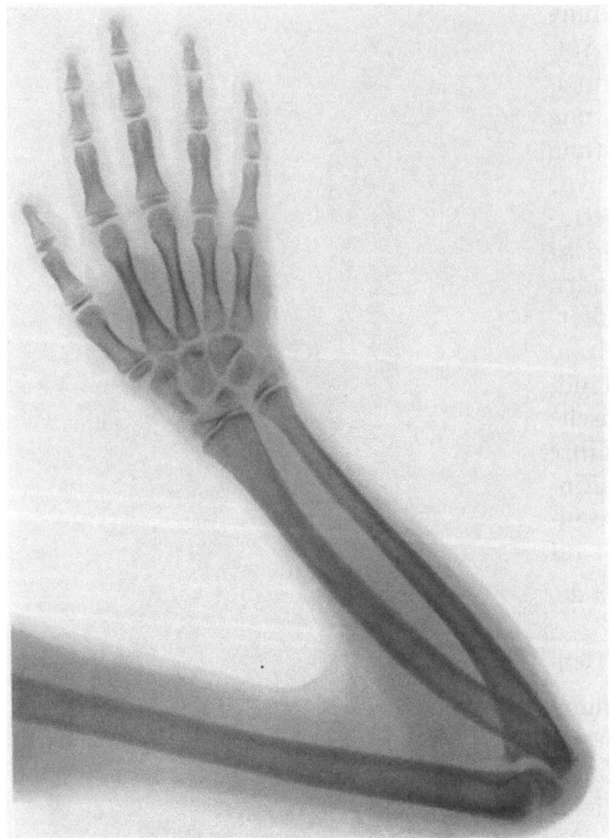

Abb. 81

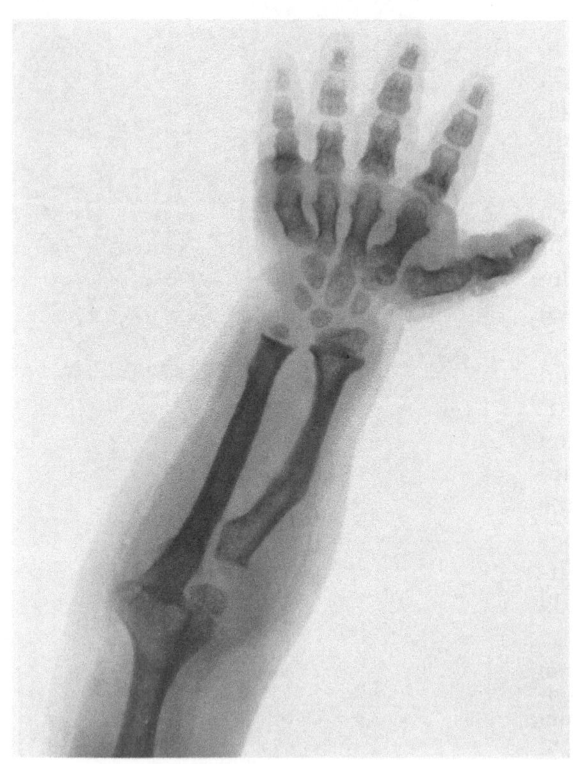

Abb. 82

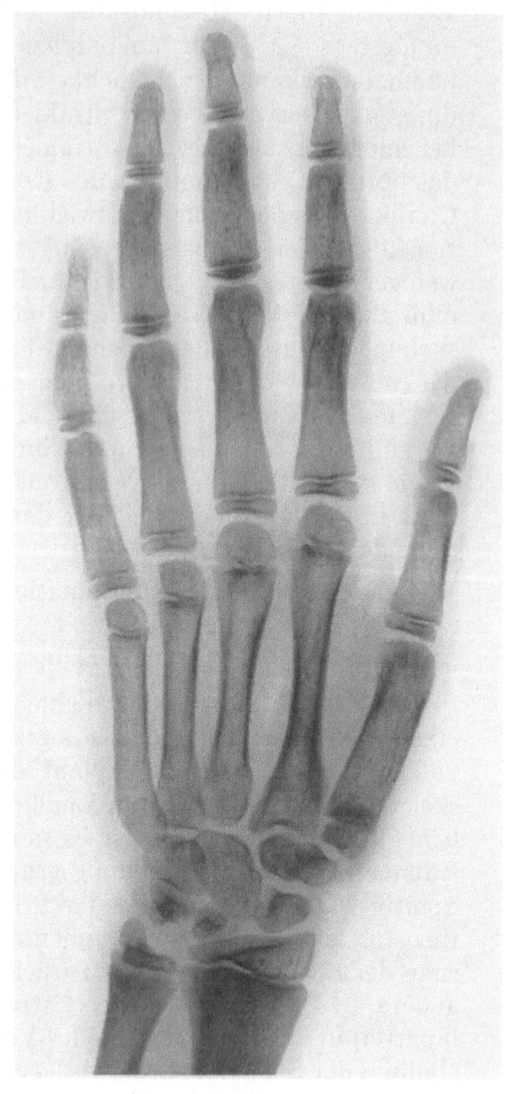

Abb. 83

Abb. 81. *Pterygium - Syndrom* mit breiter Flügelfellbildung in der Ellenbeuge und Nageldystrophie. Rein ektodermale Fehlbildung ohne Skeletanomalien. 11jähriger Junge

Abb. 82. *Chondrodysplasie* (Ch. dystrophie). Mikromelie, Brachycarpie, altersentsprechende Handwurzelkernentwicklung. 7jährig, ♀. Hypoplastische ,,Mesenchymachse''

Abb. 83. *Dysplasia mesodermalis congenita familiaris.* 12^1/$_{12}$jährig, ♂. Lange Hände (190 mm; Norm 176 mm), lange Metacarpalia, Os lunatum bipartitum. Hyperplastische ,,Mesenchymachse''

wir nur die letzten Folgen einer komplexen Entwicklung — in Form der Fehlbildung — vor Augen haben. Die Grenze des frühest möglichen Zeitpunktes ist dagegen nicht so scharf zu ziehen, bei einem Teil der Befunde aber immerhin soweit zu umreißen, daß eine Zuordnung zu den einzelnen entwicklungsbiologischen Phasen (Blastem-, Mesenchym-, Vorknorpel-, Knorpel-, Knochenstadium) möglich wird.

Wir erfassen im Röntgenbild in erster Linie Befunde an Knochen. Der Ossifikationsprozeß selbst ist aber nur die letzte Phase der Materialumwandlung und hat für die Formbildung eines Skeletteiles eine geringere Bedeutung als die Vorknorpel- und Knorpelbildung. Das Schicksal einer Skeletfehlbildung entscheidet sich bereits vor der Ossifikation. Da die Ossifikation aber letzten Endes widerspiegelt, was im Laufe des Form-

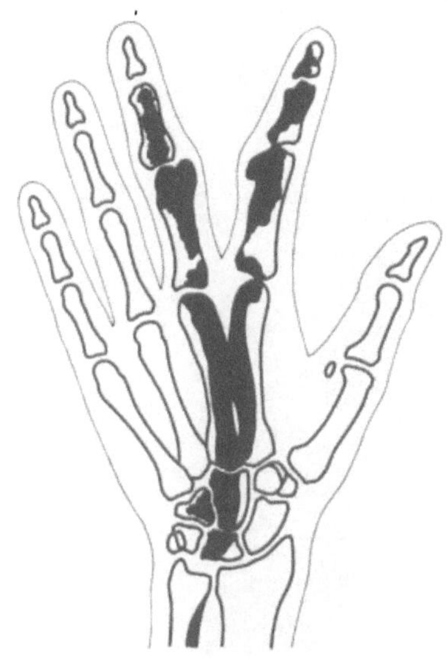

Abb. 84. *Mélorhéostose*. Strahlenförmige Sklerosierung der Ulna, auf Abschnitte der abnorm gestalteten zentralen Carpalia und die verplumpten Röhrenknochen des II. und III. Strahles übergehend

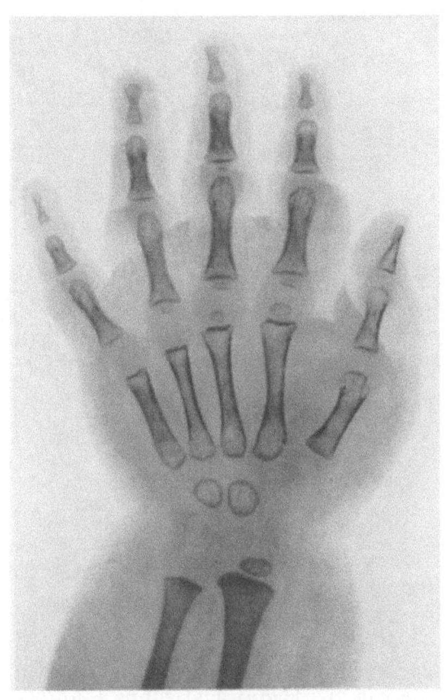

Abb. 85. Graziles *hypoplastisches Skelet* eines 2jährigen ♀ mit allgemeiner Bindegewebsschwäche und Brachycephalie

bildungsprozesses regelrecht oder irrig abgelaufen ist, bilden die Befunde am Knochen die wichtigsten Stützen für klinische Studien der formalen Genese von Mißbildungen. Die Form der Ossifikationsstörung läßt insofern Rückschlüsse auf den verantwortlichen Zeitpunkt zu, als sie Aufschluß gibt, welche Phase der Handentwicklung *nicht mehr* ordnungsgemäß abgelaufen ist.

Praktische wichtige Abschnitte (s. a. Tabelle 7) sind:

4. Embryonalwoche	7 mm-Stadium	Mesenchymstadium
40.—45. Tag	9 mm-Stadium	Epithelleiste der Hand
	11—12 mm-Stadium	Strahlenbildung
	15 mm-Stadium	Vorknorpelbildung
55.—60. Tag	23 mm-Stadium	Handwurzelkerne und Phalangen knorpelig
60 Tage	26 mm-Stadium	Knorpelskelet vollständig. Lange Röhrenknochen beginnen zu verknöchern.

Die wesentlichsten teratogenetischen Vorgänge fallen also beim Menschen in die 3.—6. Embryonalwoche, sofern sie nicht schon vorher, d. h. im Keimplasma selbst fixiert sind. Da die Strahlenbildung der Hand am 42.—43. Tag abgeschlossen ist und am 46.—48. Tag die Finger bereits frei sind, müssen alle strahlengebundenen und nach Strahlen orientierten Dysplasien vor der 8. Embryonalwoche entstehen. Kleinere lokale Fehlbildungen können noch in der 9., einzelne (z. B. Brachymesophalangie V) in der 12. bis 16. Woche zustande kommen.

Von besonderem Interesse sind diese Beiträge zur teratologischen Diagnostik bei der pathogenetischen Analyse der sog. *,,korrelierten Abartungen"*. Dabei handelt es sich um gesetzmäßige Kombinationen heterotoper Fehl- und Mißbildungen, die wegen ihrer formalen und lokalisatorischen Streuung meist ohne inneren Zusammenhang gesehen werden. Die Unzahl von diesbezüglichen Eigennamenkomplexen und Syndromennamen ist letzter Ausdruck dieser unkausalen Betrachtungsweise. Gerade bei gesetzmäßigem Zusammentreffen von Fehlbildungen verschiedener Organe und Organsysteme können die entwicklungsgeschichtlichen Einzelanalysen wertvolle Zusammenhänge in der zeitlichen und formalen Entstehung aufdecken. *Aus dem scheinbar zufälligen Nebeneinander der Einzel-*

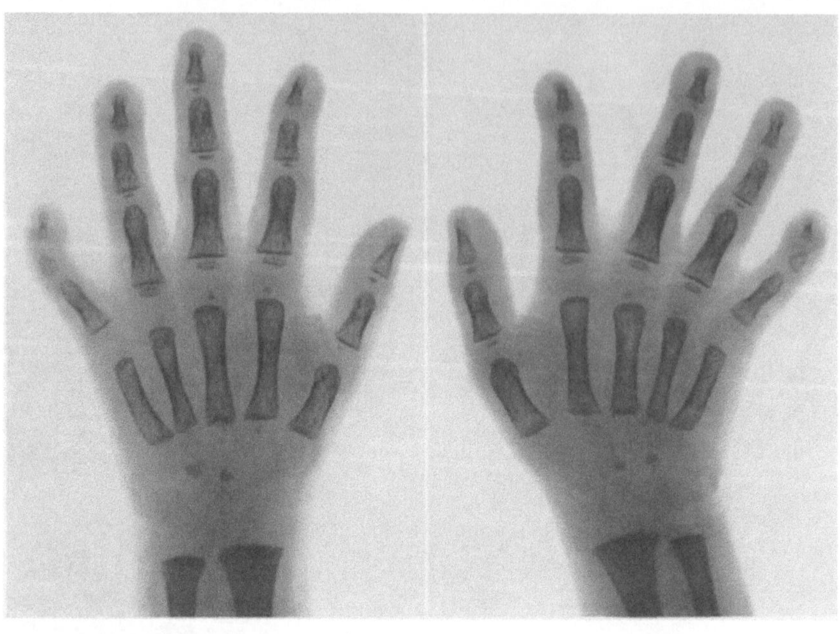

a   b

Abb. 86a u. b. Hypoplastisches Handskelet bei $2^5/_{12}$jährigem Jungen mit Hydrocephalus und progeroider Dysplasie. Atypische Epiphysen am Metacarpale II. Os capitatum bipartitum links. Brachymesophalangie V beiderseits. Während die Phalanxepiphysen gut entwickelt sind, sind die Epiphysenkerne der Metacarpalia klein geblieben. Carpaliaentwicklung um 2 Jahre verzögert

befunde wird dadurch ein einheitliches Prinzip offenbar. Es sei hier nur an die Zusammenhänge zwischen Chorda dorsalis, Neuralrohr und Achsenskeletanlage erinnert, deren harmonisches Ineinandergreifen erst eine regelrechte Somitenbildung zuläßt. Die Ursegmentierung wiederum ist Voraussetzung für eine regelrechte Ausdifferenzierung der Extremitätensprosse und deren innerer Gliederung. Charakteristische Einzelbeispiele sind in den Abb. 80—86 wiedergegeben.

2. Endokrine Störungen

Die Erfassung innersekretorischer Störungen war über lange Zeiträume Hauptzweck und -ziel von Handwurzelstudien. Sicher ist, daß bei endokrinen Störungen die markantesten Abweichungen im Auftreten der Handwurzelkerne beobachtet werden. Da die körpereigenen Hormone erst nach der Geburt wirksam werden, können sich hormonale Erkrankungen nur auf die sekundären Ossifikationszentren — also Epiphysen, Apophysen und Carpalia — auswirken. Der Einfluß auf die Carpalia ist dabei wesentlich deutlicher als auf die Epiphysen.

Folgende Hormone haben auf das Wachstum und die Skeletentwicklung einen Einfluß: das somatotrope Hormon der Hypophyse (STH), Schilddrüsenhormone, Nebennierencorticoide und -androgene, Testes-Androgene und Ovar-Oestrogene. Wachstumshormone im engeren Sinne sind nur solche mit eiweißanaboler Wirkung, vor allem das STH und Testosteron. Die Androgene wirken wahrscheinlich nur vor und in der Pubertät auf Wachstum und Skeletentwicklung ein und bestimmen den Pubertätswachstumsschub.

Schilddrüsenmangelzustände führen zu einer Verzögerung der Handwurzelkernentwicklung. Bei einem völligen Ausfall von Schilddrüsenhormon, wie bei der *Athyreose*, kommt es vor, daß in den ersten Lebensjahren überhaupt keine Handwurzelkerne verknöchern (Abb. 87 a). Häufiger jedoch werden unter dem Einfluß mütterlicher Hormone die ersten beiden Knochenkerne (Hamatum, Capitatum) noch knöchern angelegt, und erst anschließend — gegen Ende des ersten Lebenshalbjahres — kommen die Ossifikationsvorgänge zum Stillstand. Die Epiphysenkerne der Handknochen ossifizieren ebenfalls später und langsamer, aber doch in der Regel besser als die Carpalia. Der Einfluß auf die Ossifikation beschränkt sich aber nicht nur auf die Carpalia- und Epiphysenkerne, sondern betrifft auch das Wachstum der Röhrenknochen: Sie bleiben kurz, werden plump, zeigen eine relativ dichtmaschige Struktur und eine dichte und dicke Corticalis. Wie bei keiner Ossifikationsstörung läßt sich der Effekt einer spezifischen Behandlung am Radiogramm der Hand verfolgen (Abb. 87). Die gleichen Befunde wie bei der sporadisch auftretenden Athyreose (Myxödem) findet man bei der endemischen Form, dem Kretinismus. Klinisch sind die Krankheitsbilder gekennzeichnet durch Minderwuchs und geistige Entwicklungsverzögerung bis zur Idiotie. In schwersten Fällen können die Carpalia und Tarsalia bis ins 10. Lebensjahr fehlen (SIEGERT). Mit dem Grad der Entwicklungshemmung geht auch die Unterentwicklung des Zahn- und Kieferapparates parallel. Im Laufe einer adäquaten Substitutionstherapie kann sich der Handskeletbefund soweit normalisieren, daß aus dem Röntgenbild eine Diagnose des Schilddrüsenmangelzustandes nicht mehr möglich ist. Zur Objektivierung des therapeutischen Fortschrittes sind graphische Darstellungen zweckmäßig.

Vom vollkommenen Ausfall des Schilddrüsenhormones bis zur Schilddrüsenunterfunktion, der *Hypothyreose*, gibt es fließende Übergänge. Bei der Hypothyreose finden wir eine weniger tiefgreifende, aber stets noch deutliche Verzögerung im Auftreten

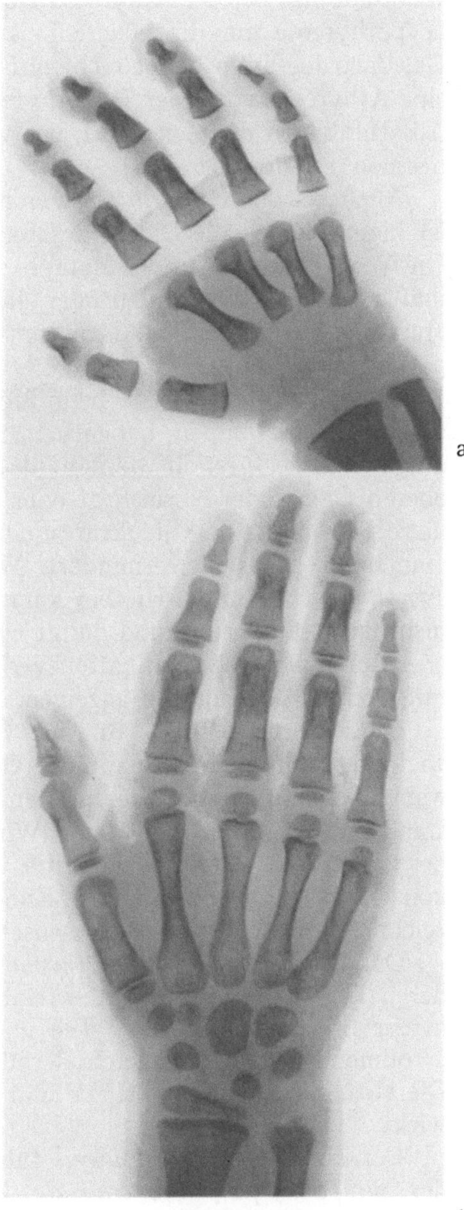

Abb. 87 a u. b. *Athyreose.* a Im Alter von $3^1/_2$ Jahren kurze plumpe Hand, keine Handwurzelkerne. b Nach Substitutionstherapie ist das Handskelet bei dem jetzt 6jährigen Mädchen proportioniert, die Handwurzelkernentwicklung entspricht dem Alter

der Knochenkerne. Die Ossifikation der Handwurzelkerne läuft dabei bis in die ersten Lebensjahre (meist 2.—3. Lebensjahr) regelrecht ab und kommt anschließend graduell zunehmend in Verzögerung. Das Charakteristische an den Hypothyreosen ist dabei, daß die bis zum Manifestwerden der Unterfunktion bereits verknöcherten Handwurzelkerne weiter wachsen, während die neu hinzutretenden entweder gar nicht verknöchern oder in ihrer Größenentwicklung erheblich zurückbleiben. Die Größenentwicklung läuft bei den

Hypothyreosen wie auch bei anderen weniger eingreifenden endokrinen Störungen offensichtlich deshalb ungestört weiter, weil sie entwicklungsbiologisch geringere Ansprüche an das Funktionieren der Entwicklungsfaktoren stellt als die Differenzierung. Während also bei der Athyreose Differenzierung und Wachstum gestört sind, ist bei der Hypothyreose nur die höhere Leistung des Organismus, die Differenzierung, betroffen. Das Carpalogramm bietet nicht nur die Möglichkeit, durch die oben erwähnten Kriterien eine Athyreose von einer Hypothyreose zu trennen, sondern vermittelt auch verläßlichen Aufschluß über den Zeitpunkt, von welchem ab der Körper ungenügend mit Schilddrüsenhormon versorgt wurde.

Auch bei der Hypothyreose sind die Röhrenknochen der Hand plump, die Struktur ist kleinmaschig, die Dichte des Skeletes aber nicht so markant wie bei der Athyreose. Die Verkalkungszonen der Metaphysen sind meist verdickt, verlaufen manchmal unregelmäßig. Die als Querlinien oder Jahresringe bezeichneten Verdichtungsscheiben in den Metaphysen sind bei Schilddrüsenmangelzuständen recht ausgeprägt, aber durchaus nicht pathognomonisch.

Hyperthyreosen, wie sie beim Morbus Basedow und im Rahmen der Pubertätshyperthyreosen vorkommen, haben keinen nennenswerten Einfluß auf die Ossifikation. Allerdings muß festgestellt werden, daß meistens die Handwurzelkernentwicklung an der oberen Grenze der Norm liegt oder gar leicht beschleunigt ist. Die Röhrenknochen sind hierbei schlank, die Struktur unauffällig bis weitmaschig, der Kalkgehalt regelrecht, manchmal eher leicht vermindert. Wichtig ist die Anfertigung eines Carpalogrammes beim *symptomlosen Kropf*. Hierbei kann der Ossifikationsbefund eine latente Schilddrüseninsuffizienz aufdecken und damit einen Hinweis auf das therapeutische Vorgehen geben oder durch normale Ossifikationsverhältnisse die ausreichende Versorgung des Organismus mit Schilddrüsenhormon anzeigen.

Durch ihren Einfluß auf den Kalkstoffwechsel nehmen die *Epithelkörperchen* eine wichtige Stellung im Ablauf der Ossifikation ein. Einzelheiten ihrer Auswirkung sind weniger bekannt, weil die meisten Ausfallserscheinungen akute lebensbedrohliche Zustandsbilder verursachen, deren Wirkung zu kurz ist, um faßbare Skeletveränderungen hervorzurufen. Aus der Kasuistik über chronisch-rezidivierende *Tetanien* läßt sich als konstantes Leitsymptom eine Knochenatrophie mit Rarefizierung der Spongiosa verzeichnen. Verspäteter Epiphysenschluß wurde mitunter registriert (FALTA).

Der *hypoparathyreote Kretinismus* (SCHÜPBACH) ist eine chronische Form der Tetanie, deren klinische Symptomenkorrelation auf einen Komplex anlagebedingter und endokriner Störungen hinweist. Die minderwüchsigen, geistig oft retardierten Kinder mit „Vollmondgesicht" und Pachydermie weisen charakteristische Handskeletanomalien auf. Die Mittelhandknochen III, IV und V sind verkürzt, so daß der Zeigefinger abnorm lang wirkt.

Der *Hyperparathyreoidismus* führt beim Menschen zum chronischen Krankheitsbild der *Osteopathia fibrosa generalisata*. Dieses Leiden kommt vorwiegend in späteren Lebensdezennien vor und spielt deshalb für die Skeletentwicklung keine praktische Rolle. Auf etwa 100 Beobachtungen entfällt ein (älteres) Kind.

Für den Frühnachweis ist das Handskelet neben Schädel- und Kieferknochen am geeignetsten. Da die Strukturveränderungen radiologisch an Knochen mit dünner Corticalis unter einer schmalen Weichteilschicht am besten zur Darstellung kommen, sind besonders die Handwurzelknochen zum Frühnachweis geeignet.

Mit diesem Leiden häufig verwechselt wird die polyostotische, fibröse Dysplasie (JAFFÉ-LICHTENSTEIN). Als Symptomentrias (fibröse Dysplasie, Pigmentanomalien, Ossifikationsbeschleunigung) spricht man vom Albright-Syndrom.

Im Rahmen dieses Syndroms sind mäßige bis deutliche Ossifikationsbeschleunigungen, welche dem Ausmaß der damit verbundenen Pubertas praecox parallel gehen, die Regel. Nicht selten sind die Skeletveränderungen halbseitig oder monomel und können die Hand- und Handwurzelknochen mit betreffen. Man findet dabei blasige, cystoide, unregelmäßig angeordnete Aufhellungen neben streifig-strähnigen Strukturverdichtungen und Atrophien der Corticalis. Die fibröse Dysplasie ist nicht auf eine Nebenschilddrüsenstörung zurückzuführen, sondern wahrscheinlich angeborener Natur.

Im Entwicklungsalter von einer gewissen Bedeutung sind Fälle von *sekundärem Hyperparathyreoidismus*. Dieser entsteht z. B. bei der hyperphosphatämischen, renalen Rachitis, einer Stoffwechselstörung, bei der es durch hochgradige Funktionsstörung des Glomerulumapparates zu einer Phosphatstauung im Blut kommt. Bei längerer Dauer entwickelt sich eine

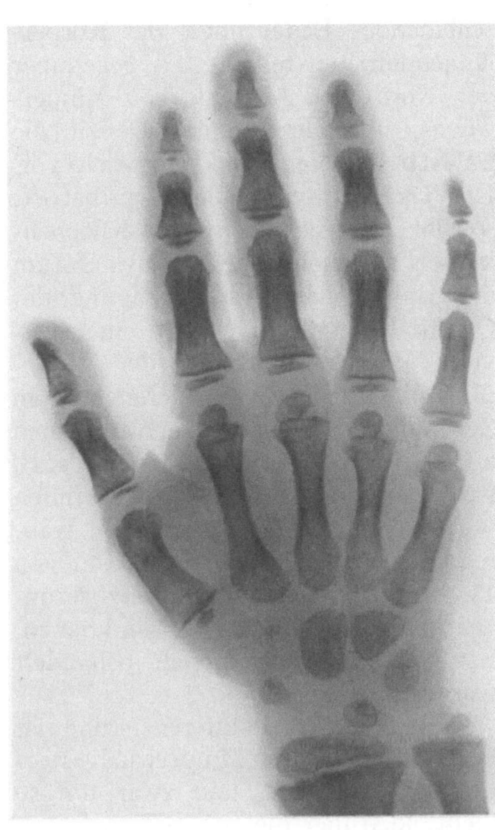
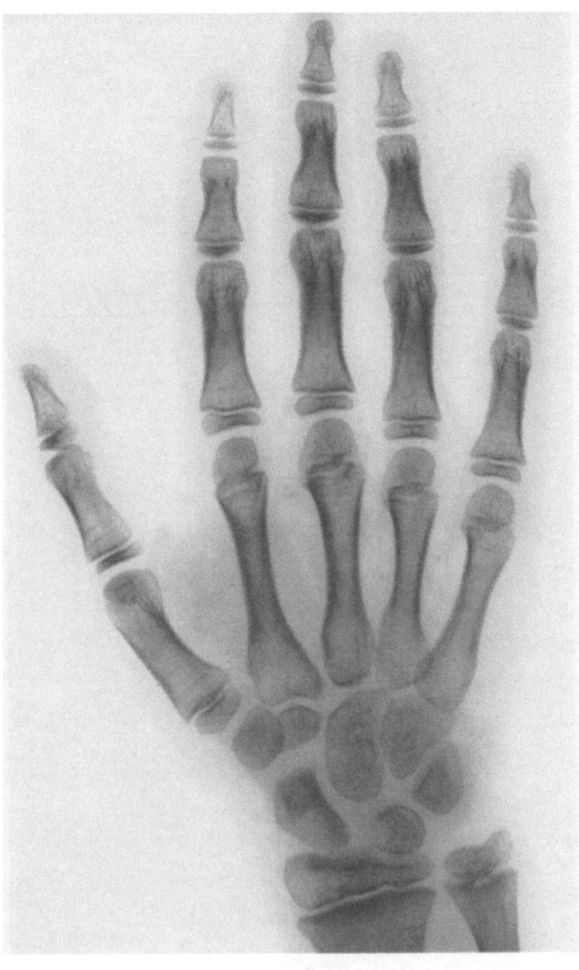

a   b

Abb. 88a u. b. *Hypophysärer Zwergwuchs*. Im Alter von 13 Jahren (♂) bei Behandlungsbeginn a kurze Hände (143 mm bei 116,5 cm Körpergröße). Die Handwurzelkernentwicklung entspricht einem 6—7jährigen Kind, ist also um mindestens 6 Jahre verzögert; mit 15^{10}/$_{12}$ Jahren, also nach knapp 3jähriger Substitutionstherapie und 4 Hypophysenimplantationen beträgt die Handlänge b 175 mm (+22 mm) die Körpergröße 137,5 (+21 cm). Diese Nachreifung kommt auch im Carpalogramm zum Ausdruck, die Handwurzelkernentwicklung entspricht jetzt einem 13jährigen Kind (Verzögerung 3 Jahre)

Überfunktion der Nebenschilddrüse, die auch im Skeletbild Auswirkungen zeigt. Während normalerweise die hyperphosphatämische Rachitis nur zur Metaphysendestruktion führt, kommt es hierbei zu einer Auflockerung der Spongiosa und der Corticalis sowie zu einer markanten Osteoporose. In schweren Fällen (Abb. 77) wird die cystoide Form der Rarefizierung im Röntgenbild deutlich. Experimentell konnte gezeigt werden (SELYE), daß ein Überschuß an Parathormon zur Knochenresorption und später zu reichlicher Osteoblastenbildung und vermehrter Kalkablagerung führt.

Übergeordnetes Organ aller Wachstumsprozesse ist das *Hypophysen-Zwischenhirnsystem*. Das am besten umschriebene Krankheitsbild ist der hypophysäre Zwergwuchs, in den meisten Fällen wohl besser als *hypophysärer Minderwuchs* bezeichnet. Es handelt sich dabei um eine Hypophyseninsuffizienz, die entweder auf einer cellulären Insuffizienz der Hypophyse beruht oder auf mechanische Läsionen durch Tumoren zurückzuführen ist. Dank des protektiven Hormonschutzes der Mutter werden Hypophysenzwerge mit normaler Körpergröße geboren, gedeihen zunächst auch unauffällig und bleiben erst nach einer Latenz von 2—4 Jahren im Wachstum zurück. Im Gros der Fälle fällt die Wachstumsverzögerung im 3.—6. Lebensjahr auf, meist wird sie im 4.—5. Lebensjahr registriert. Das Manifestationsalter ist für die Gradausprägung des Minderwuchses von entscheidender Bedeutung. Bei Körperlängendefiziten bis zu 20 % gegenüber der Norm spricht man von Minderwuchs, überschreitet das Defizit die 20 %-Grenze, liegt ein Zwergwuchs vor. Die Ossifikationsverzögerung betrifft sowohl das Auftreten von Knochenkernen als auch das Größenwachstum der Hand. Die Gradausprägung der Ossifikationsstörung hängt einerseits vom Manifestationsalter der Hypophyseninsuffizienz und andererseits vom Zeitpunkt der angefertigten Aufnahmen ab. Bei 6—8jährigen Kindern z. B. wird man mit Ossifikationsrückständen von 2—3 Jahren rechnen müssen, während die gleichen Kinder im Alter von 13—14 Jahren Ossifikationsverzögerungen bis zu 8 Jahren aufweisen können, wenn sie nicht erfolgreich behandelt wurden (Abb. 88).

Die Handwurzeldifferenzierung ist beim hypophysären Minderwuchs stets deutlich verzögert, und zwar um so mehr, je früher die Störung einsetzte. Folgende Knochenkerne sind gewöhnlich angelegt und auch annähernd normal geformt: Capitatum, Hamatum, Radiusepiphysenkern, Triquetrum. Die später auftretenden Handwurzelkerne fehlen oder sind als kleine rundliche Ossifikationsknospen vorhanden. Die Größenentwicklung der in den ersten 3 Lebensjahren verknöcherten Kerne ist leicht bis mäßig retardiert. Die Unterscheidung von einer Hypothyreose ist mitunter nicht leicht, zumal bei manchen hypophysären Minderwuchsformen infolge eines Mangels an Thyreotropin auch eine hypothyreotische Komponente vorliegt. Im Gegensatz zur Hypothyreose sind beim Hypophysenzwerg die Röhrenknochen wohlgeformt, die Endphalangen kurz (Akromikrie), Strukturveränderungen liegen nicht vor, die Skeletstruktur geht allerdings manchmal eher in Richtung einer Osteoporose.

Die oben erwähnten Befunde sind für hypophysäre Minderwuchsformen obligatorisch. Bei *proportionierten Zwergen* mit altersgemäßen Ossifikationsverhältnissen muß an andere Zwergwuchsformen gedacht werden, vor allem an den Primordialzwergwuchs.

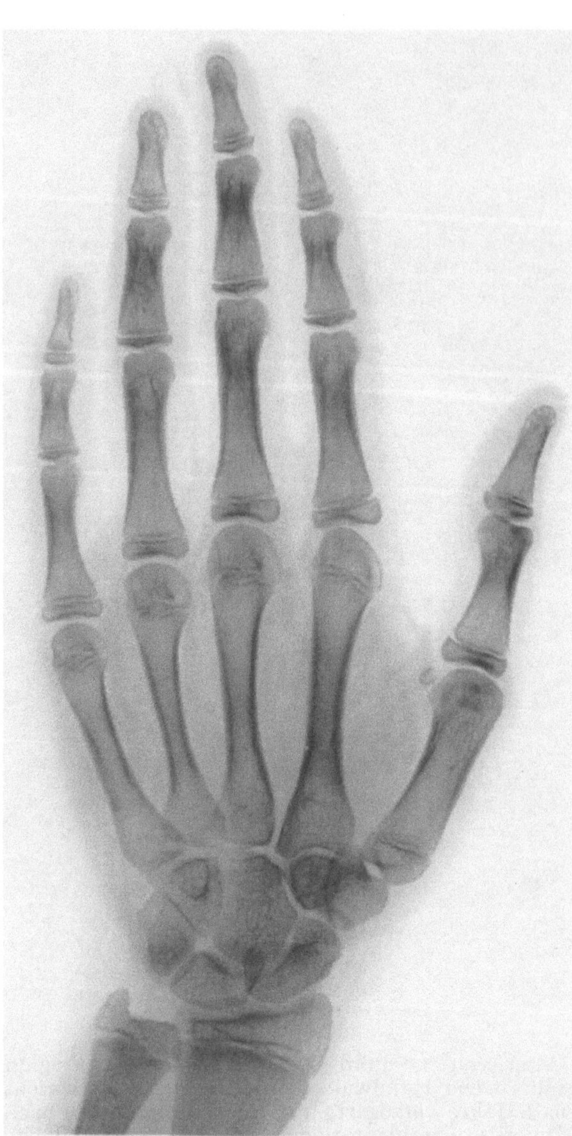

Abb. 89. *Adiposo-Gigantismus.* 11½jähriges Mädchen. Großes (200 mm), in der Ossifikation um etwa 4—5 Jahre beschleunigtes Handskelet

Ähnliche Befunde wie beim hypophysären Minderwuchs findet man beim *Diabetes insipidus*. Dieser wird auf einen Mangel an Hormon des Hypophysenhinterlappens zurückgeführt, tritt auch bei Läsionen im Bereich des Hypophysenstils und der benachbarten Zwischenhirnpartien auf, wird gehäuft auch familiär ohne grob anatomische Veränderungen beobachtet. Neben der endokrinen Störung sind am Zustandekommen des Minderwuchses auch Wasser- und Mineralstoffwechselstörungen beteiligt. Die Verzögerungen im Auftreten der Handwurzelkerne betragen 2—5 Jahre gegenüber der Altersnorm.

Beim *hypophysären Riesenwuchs* soll es zu einer Ossifikationsbeschleunigung mit Akromegalie kommen. Allerdings scheinen derartige Fälle im Entwicklungsalter recht selten zu sein, lediglich im Pubertätsalter kann man Überwuchsformen (das Ausmaß der Normüberschreitung rechtfertigt den Ausdruck Riesenwuchs nicht) mit akromegalen Zügen beobachten. Dabei sind die Handwurzelknochen und auch die Röhrenknochen der Hand relativ groß, die Größenentwicklung der Handlänge und der Handknochenlänge übertrifft dabei die Altersnorm um etwa 2—3 Jahre. Wegen der späten Manifestation haben diese Überwuchsformen auf die Differenzierung der Knochenkerne keinen Einfluß, lediglich am frühen Auftreten und kräftigen Wachstum der Sesambeine könnte ein solcher Einfluß abgelesen werden.

Ein praktisch wesentlich bedeutsameres Bild stellt der sog. *Adiposo-Gigantismus* (= Präpubertätsfettsucht) dar. Es handelt sich um Individuen mit kräftigem Skeletbau, mäßigem bis deutlichem Überwuchs, bei welchen durch übergesunden Appetit eine Mastfettsucht auftritt. In der Pathogenese des Leidens sind wohl verschiedene Komponenten wirksam. Einmal die Konstitution (kräftiges, grob-knochiges Skelet, kräftiger Kiefer-Zahnapparat, familiäre Häufung), zum andern exogene Einflüsse (Mast), daneben dürfen aber

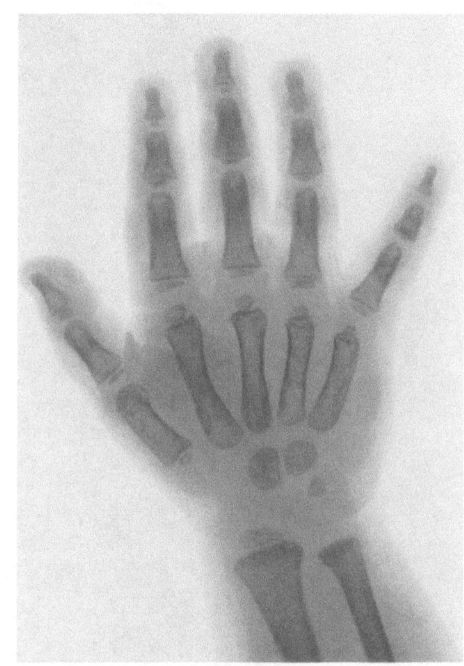

Abb. 90. *Pubertas praecox*, idiopathische Form; altersgemäße Handwurzelkernentwicklung, $2^5/_{12}$jährig. Mädchen

die endokrinen Einflüsse nicht übersehen werden, die im Manifestationsalter zum Ausdruck kommen. Die Erscheinungen treten vor und in der Pubertät auf und sind passager. Das Skeletbild spiegelt in erster Linie die konstitutionelle Komponente wieder. Größenentwicklung der Hand und Differenzierung der Handknochen sind um 2—6 Jahre beschleunigt gegenüber dem Alter, entsprechen aber der realen Körpergröße (Abb. 89). Die Corticalis ist kräftig entwickelt.

Bei der *Pubertas praecox* unterscheiden wir 2 Formen:

1. die hypothalamische Pubertas praecox,
2. die Pseudopubertas praecox.

Die hypothalamische Form kommt dadurch zustande, daß die Hemmechanismen von Zirbeldrüse und Hypothalamus auf die Gonadotropinproduktion der Hypophyse ausfallen. Es entsteht eine isosexuelle Geschlechtsreifung mit Ovulation oder Spermatogenese. Bei dieser Form, die sich gewöhnlich im frühen Kindesalter, bei Mädchen etwa 5mal häufiger als bei Buben, manifestiert, ist die Handwurzelkernentwicklung leicht bis mäßig beschleunigt, liegt manchmal sogar im oberen Bereich der Altersnorm (Abb. 90). Wird die vorzeitige Geschlechtsreifung nicht durch das Hypophysen-Hypothalamussystem ausgelöst, sondern durch hormonproduzierende Tumoren der Nebennierenrinde, der Keimdrüsen oder durch therapeutische Gabe von Hormonpräparaten, so resultiert eine Entwicklungsacceleration ohne Ovulation oder Spermatogenese, also eine *Pseudopubertas paecox*. Hierbei ist die Handwurzelkernentwicklung in der Regel enorm stark beschleunigt, ja erreicht Ausmaße, wie sie sonst nicht beobachtet werden. Es liegen zahlreiche Beobachtungen vor, die bei 2—6jährigen Kindern ein praktisch ausgereiftes Handwurzelskelet (Abb. 91, 92) aufweisen. Die Handgröße entspricht dabei der Körpergröße, hinkt also hinter der Handwurzeldifferenzierung nach.

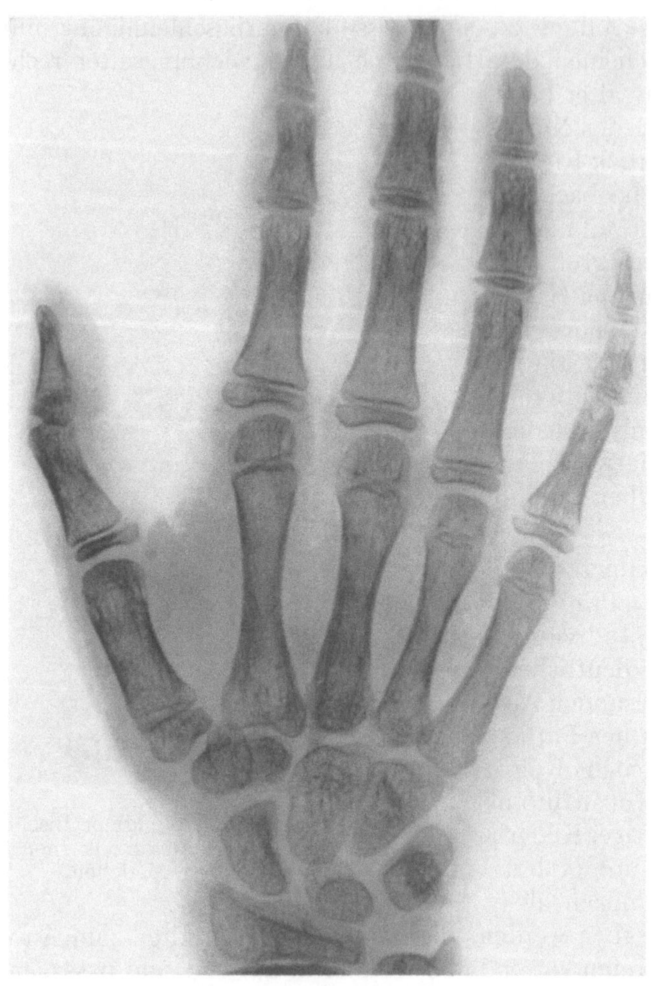 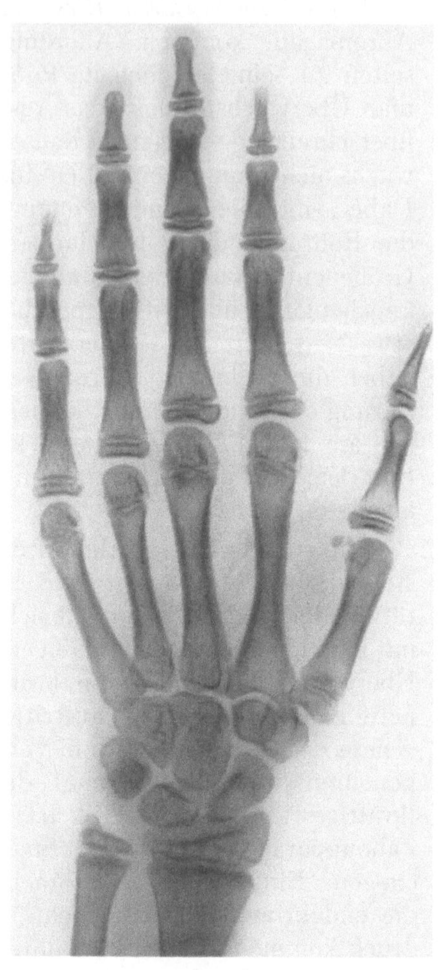

Abb. 91   Abb. 92

Abb. 91. *Pseudopubertas praecox*, 3¹/₂jährig, ♂. Differenzierung entspricht einem 13—14jährigen Kinde Brachymesophalangie V

Abb. 92. *Pseudopubertas praecox* bei 6¹¹/₁₂jährigem Mädchen. Die Handskeletossifikation entspricht einem 15jährigen Mädchen, auch die beiden regulären Sesambeine am Metacarpale I sind bereits verknöchert. Die Handlänge (165 mm) entspricht der realen Körpergröße, nicht jedoch dem Alter

Bei *Gonadendysgenesie* (Gonadenagenesie, Ovarialagenesie, Testisdysgenesie, Turner-Syndrom) liegen neben dem Minderwuchs in gradueller Abstufung vielseitige andere Anomalien (Pterygium, Cutis laxa, Mamillenhypoplasie, Augen-, Ohr-, Herz-, Wirbelsäulenfehlbildungen u. a.) vor. Die Knochenkernentwicklung ist — im Gegensatz zum Körperlängenwachstum — nur mäßig oder gar nicht retardiert, allerdings tritt der Epiphysenschluß verspätet ein. Im Verhältnis zur Körperlänge sind die Extremitäten lang, die Spannweite der Arme übertrifft die Körpergröße. Beim Erwachsenen besteht eine Neigung zur Osteoporose.

Erwähnenswert in diesem Zusammenhang sind noch folgende Befunde: Bei Kindern mit Thymushyperplasien neigt die Handwurzelkernentwicklung zu einer gewissen Beschleunigung. Die Ossifikation liegt im oberen Bereich der Altersnorm oder leicht darüber. Bei Diabetes mellitus überwiegen geringe Ossifikationsverzögerungen bzw. Ossifikationsverhältnisse im unteren Bereich der Altersnorm. Die Größenentwicklung der Knochenkerne ist — scheinbar in Parallele zu der allgemeinen Beeinflussung der Entwicklung — betroffen.

3. Handskelet und Zentralnervensystem

Zusammenhänge zwischen Zentralnervensystem- und Handskeletentwicklung sind in doppelter Hinsicht beachtenswert. Einerseits ergeben sich bei systematischer Auswertung des Handradiogrammes wertvolle diagnostische Hinweise für eine große Gruppe von Entwicklungsstörungen im Kleinkindesalter. Andererseits zeigen diese Studien die Notwendigkeit auf, alle cerebralen Affektionen aus Material zur Normbestimmung der Ossifikation auszusondern, da es — wie in manchen Normangaben — zu einer unberechtigten Erweiterung der Variationsbreite führt. Die vorliegenden skizzenhaften Ausführungen stützen sich auf ein Material von über 700 Handskeletaufnahmen von Kindern mit cerebralen Dysplasien oder Erkrankungen. Hierbei haben sich einige Befunde ergeben, welche für cerebrale Affektionen charakteristisch oder weitgehend typisch sind, und andere, welche bei cerebralen Dysplasien im Rahmen allgemeiner Fehlbildungen oder Entwicklungsstörungen gehäuft vorkommen, aber keinen pathognomonischen Wert besitzen. Die Übersichtsskizze (Abb. 93)

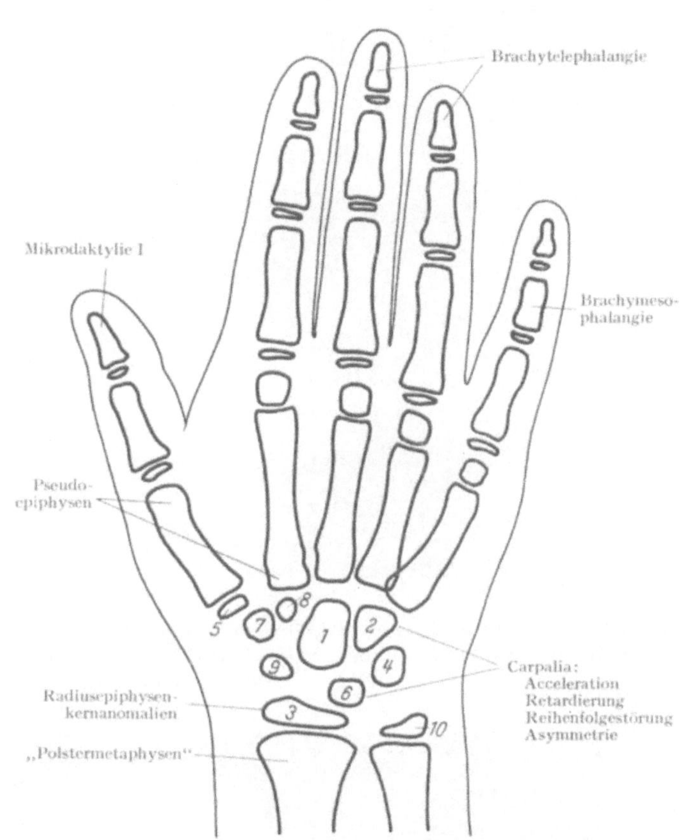

Abb. 93. Übersicht über die Handskeletanomalien bei *zentralen Störungen*

zeigt die häufigsten diesbezüglichen Anomalien des Handskelets; die diagnostische Bedeutung dieser Einzelbefunde soll anschließend kurz erläutert werden.

Die *Handwurzelkernentwicklung* läuft bei der Mehrzahl cerebraler Fehlbildungen irregulär ab, d. h. Zeitpunkt und Reihenfolge im Auftreten der einzelnen Carpalia weichen von der Norm ab. Innerhalb dieser weitstreuenden Irregularität kommen selbstverständlich auch normale Ossifikationsverhältnisse vor, allerdings sind insgesamt gesehen Ossifikationsverzögerungen und -beschleunigungen häufiger anzutreffen als normale Ossifikationsabläufe. Die Handwurzelkernentwicklung pflegt verzögert zu sein oder an der unteren Grenze der Norm (seltener im Mittelbereich der Norm) zu liegen bei jenen cerebralen Störungen, bei denen das Schwergewicht der Schädigung in den Gehirnrindenpartien liegt (z. B. bei Craniostenose, Hydrocephalus, Little-Syndrom) oder wenn daneben noch Zeichen einer endokrinen Insuffizienz (z. B. hypophysärer Infantilismus, hypothyreotische Zeichen) vorhanden sind.

Beschleunigungen der Knochenkernentwicklung findet man vorwiegend bei schweren dysplastischen Allgemeinstörungen des Gehirnes mit Hirnstammbeteiligung, in erster

Linie bei (oft eretischen) Oligophrenien und Mikrocephalien. Sowohl die Differenzierungs-
verzögerungen als auch -beschleunigungen der Handwurzelknochenentwicklung bewegen

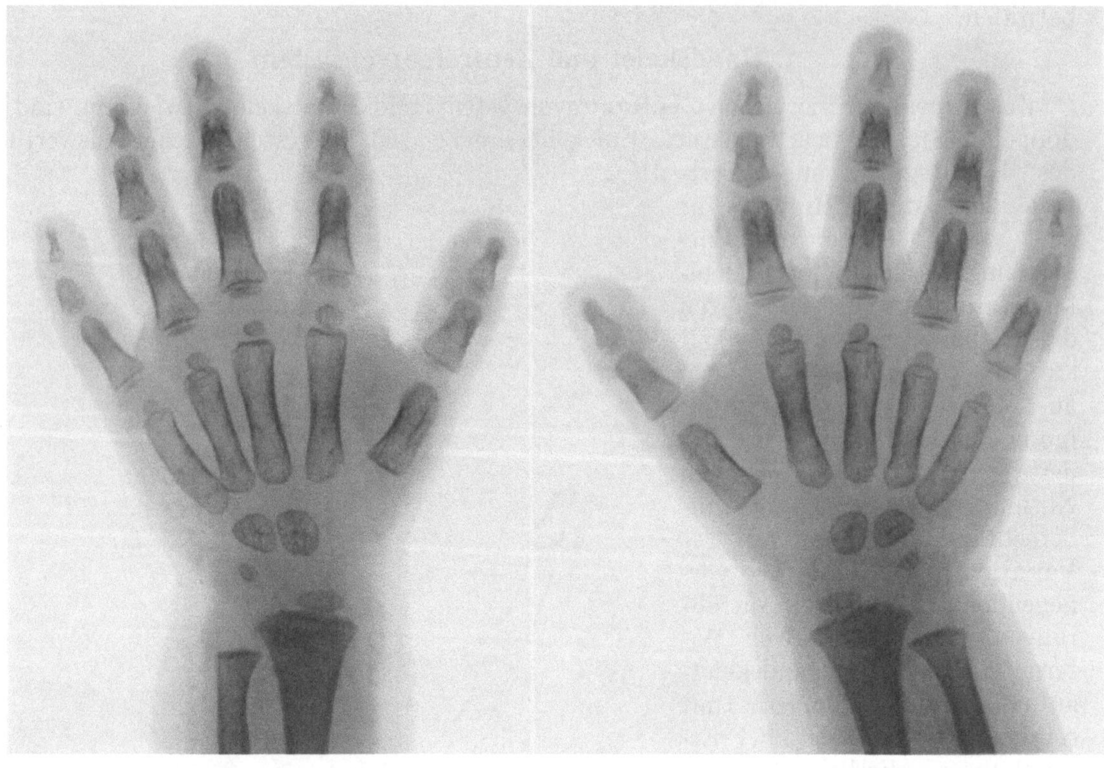

a   b

Abb. 94a u. b. *Mongolismus.* 4$^1/_2$jähriger Junge. Polstermetaphysen am Radius, kleiner, nur radial
angelegter Radiusepiphysenkern. Mikrodaktylie I. Brachymesophalangie V. Das Radiusende überragt
das Ulnaende um 6 mm

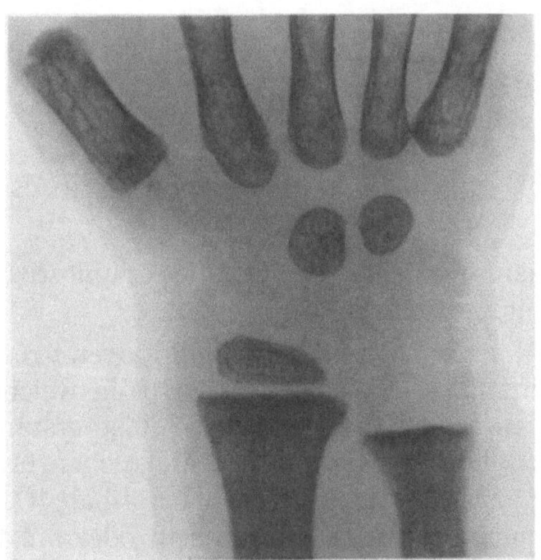 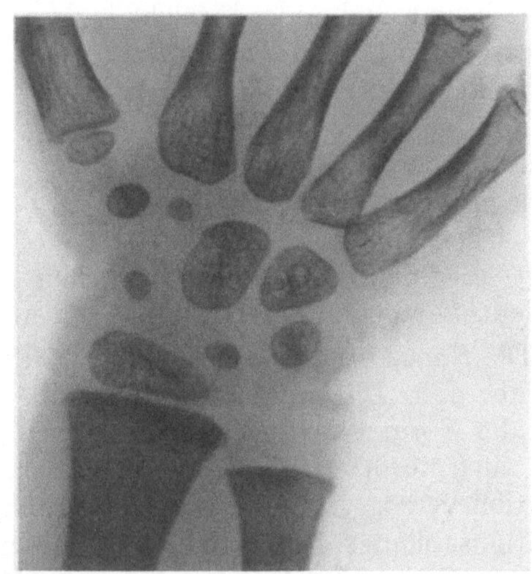

Abb. 95. Verzögerte Handwurzelkernentwicklung
bei *Kraniostenose* der Sagittalnaht. 3$^1/_2$jähriger
Junge, leichte geistige Entwicklungsverzögerung

Abb. 96. Um 2 Jahre *beschleunigte Handwurzelkernentwicklung* bei einem 3$^3/_{12}$jährigen Kind mit
Mikrocephalie und Idiotie

sich in Abweichungsgrenzen von höchstens 2—3 Jahren gegenüber dem Altersdurch-
schnitt. Die deutlichsten Abweichungen findet man zwischen dem 2. und 4. Lebensjahr.
Gerade der Triquetrumkern und das Os lunatum werden oft vorzeitig, manchmal sogar

vor dem Radiusepiphysenkern sichtbar. In anderen Fällen sind die Epiphysenkerne im Handbereich wohl sichtbar, aber klein und fehlgeformt. Die *Störung der Reihenfolge* im gesetzmäßigen Auftreten der Knochenkerne kommt praktisch nur bei cerebralen Dysplasien und cerebralen Erkrankungen in den ersten 3 Lebensjahren vor. Gemilderte Formen von Reihenfolgevarianten gibt es lediglich noch bei einigen Konstitutionsanomalien. Auch die Reihenfolgestörungen treten besonders in den ersten 5 Lebensjahren hervor, im Schulalter pflegen sie weniger tiefgreifend und daher seltener faßbar zu sein.

Asymmetrien der Knochenkernentwicklung und der Knochenkerngröße sprechen für einen einseitigen oder halbseitig schwereren cerebralen Prozeß. Sie sind anzutreffen bei

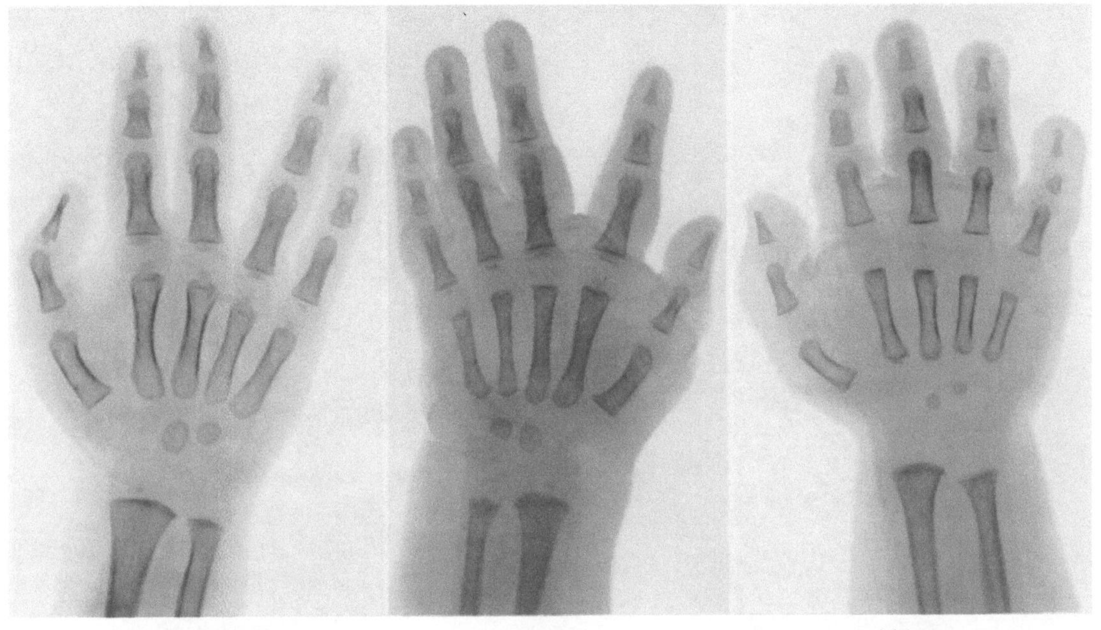

Abb. 97   Abb. 98   Abb. 99

Abb. 97. *Little-Syndrom.* $2^3/_4$jährig, ♂. Handwurzelkernentwicklung um mehr als 1 Jahr verzögert, kleiner Radiusepiphysenkern, geringe Polsterung der Radiusmetaphyse. Pseudoepiphyse am Metacarpale I

Abb. 98. *Polsterförmig aufgetriebene Radiusmetaphyse,* kleiner Radiusepiphysenkern. Durch Inaktivität osteoporotisches, graziles Handskelet. $2^2/_{12}$jähriges imbezilles Kind. Ursache der Imbezillität ist eine längere perinatale Asphyxie

Abb. 99. *Mongolismussyndrom (hypophysärer Typ)* 10 Monate. Graziles, hypoplastisches Skelet, Mikrocarpie, entstehende Pseudoepiphyse am Metacarpale II, Brachymesophalangie V, Polsterung der Radiusmetaphyse

der hemiplegischen Form der cerebralen Kinderlähmung, bei Halbseitendysplasien, bei subduralen Hämatomen, bei asymmetrischen Ventrikelerweiterungen, beim Halbseitenriesenwuchs und bei einseitigen chronisch-entzündlichen Prozessen (Abb. 100, 101, 59). Bei halbseitigen Lähmungen (Hemiplegia spastica infantilis, schlaffe Halbseitenlähmungen) kann man neben der Differenzierungsstörung im — kontralateralen — Handwurzelbereich ein Zurückbleiben in der Größenentwicklung der Röhrenknochen- und Knochenkerne und eine Osteoporose als konstante Begleitsymptome beobachten.

Die *Brachytelephalangie* — eine Verkürzung, oft kombiniert mit einer Hypoplasie oder Verformung einzelner oder mehrerer Endphalangen — wird vorwiegend bei cerebral und hypophysär bedingten Entwicklungsstörungen gefunden (Abb. 32). Für die Mehrzahl der Fälle dürfte eine Funktionsstörung im Zwischenhirnbereich der entscheidende Faktor sein. Die röntgenologische Diagnostik einer Brachytelephalangie ist nur in extremen Fällen aus dem Aspekt heraus möglich; in der Regel erfordert sie die Zugrundelegung und metrische Auswertung der normalen Größenrelationen unter den Phalangen. Konstante

Zusammenhänge zwischen geistiger Entwicklung und Brachytelephalangie bestehen nicht. Eine spezielle Bedeutung kommt der Brachytelephalangie des Daumens zu. Die Endphalange des ersten Strahles ist im Embryonalleben der erste primäre Knochenkern der Hand und weist neben der Mittelphalange des Kleinfingers (= letzter primärer Knochenkern der Hand) die höchste Fehlbildungsquote der Handknochen auf. Fehlbildungen der Daumenendphalange bilden ein häufiges Begleitsymptom vieler embryologisch recht

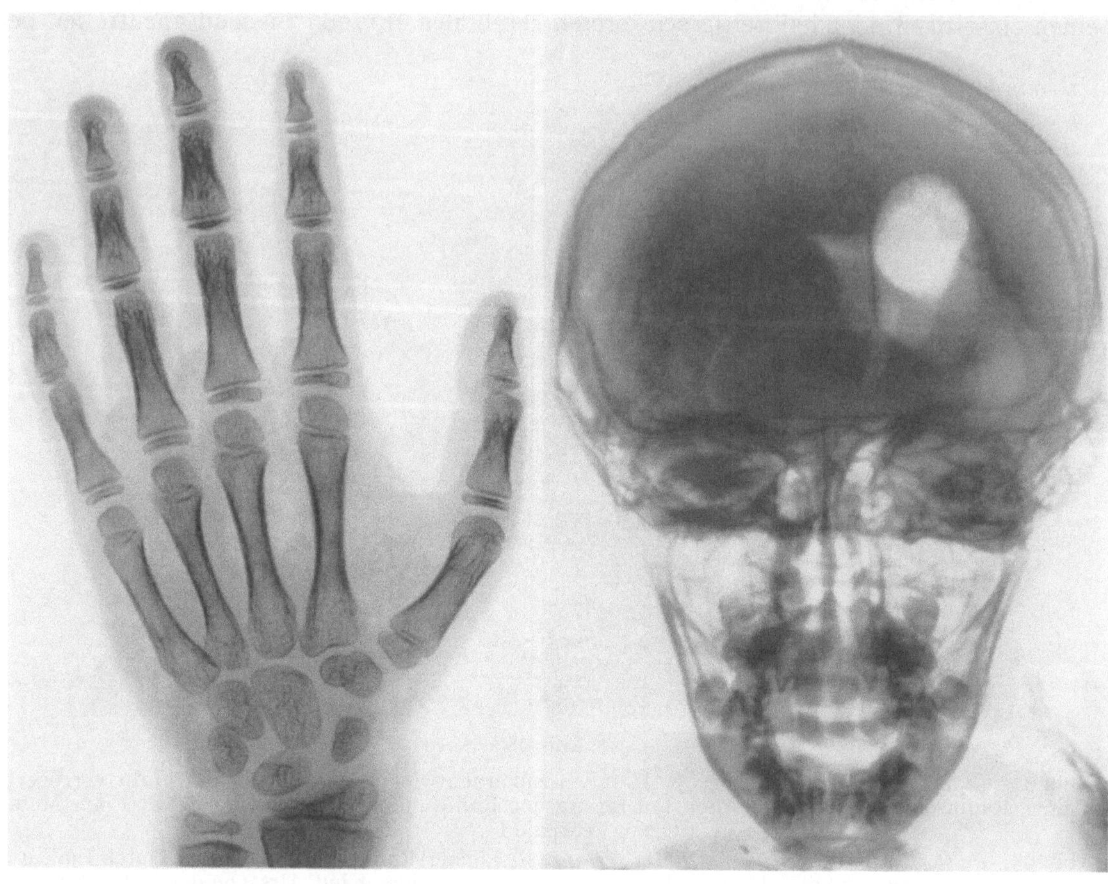

a   b

Abb. 100a u. b. *Hemiplegia spastica infantilis* rechts. $6^9/_{12}$jährig, ♀. a Die rechte Hand ist um 12 mm kürzer, osteoporotisch, die Carpalia sind kleiner. b Das Encephalogramm zeigt als Ausdruck eines schrumpfenden Prozesses eine Verlagerung der Seitenventrikel nach links und eine Erweiterung des linken Ventrikels

frühzeitig determinierter Entwicklungsstörungen und werden bei zahlreichen Abartungssyndromen, unter anderem auch bei der mongoloiden Akromikrie gefunden.

Die zweithäufigste Fehlbildung des Handskeletes, die als *Brachymesophalangie* bezeichnete Verkürzung und Deformierung der Mittelphalange des Kleinfingers, weist engste Beziehungen zur intellektuellen Entwicklung auf. Aus den vielen Eigenbeobachtungen (s. Abb. 36, 37, 38, 39, 40, 41, 43, 99, 102) ergibt sich, daß mehr als 90 % der betroffenen Kinder oligophren sind. Bei einem kleineren Prozentsatz liegen nur somatische Entwicklungsstörungen vor, und nur ausnahmsweise können krankhafte Befunde nicht objektiviert werden. Die Verkürzung und Deformierung der Mittelphalange führt zu einer hakenförmigen Radialabweichung des Kleinfingerendgliedes, zur Klinodaktylie. Im Laufe des Kindesalters neigt diese Deformierung der Mittelphalange zu einer Spontankorrektur; sie stellt eine Art Nachreifung dar, die sogar so weit gehen kann, daß die großen fehlgebildeten Epiphysenkerne Teile des Diaphysenareals auszufüllen suchen (Abb. 42).

Die Brachymesophalangie ist deshalb schon im Schulalter seltener nachweisbar als beim Kleinkind. Eine Brachymesophalangie des Zeigefingers ist seltener, hat aber prinzipiell die gleiche Bedeutung als Indicator frühembryonaler Störungen und zeigt in Kombination mit der entsprechenden Störung des 5. Strahles einen höheren Schweregrad an.

Pseudoepiphysen sind an sich Begleiterscheinungen vieler Abartungen, kommen aber auch bei cerebralen Dysplasien unverhältnismäßig häufig vor. Sie werden am häufigsten gefunden: am Metacarpale II, V proximal, I distal, an der Mittelphalanx des Kleinfingers distal. Am deutlichsten zur Darstellung kommen sie im Kleinkindesalter etwa in

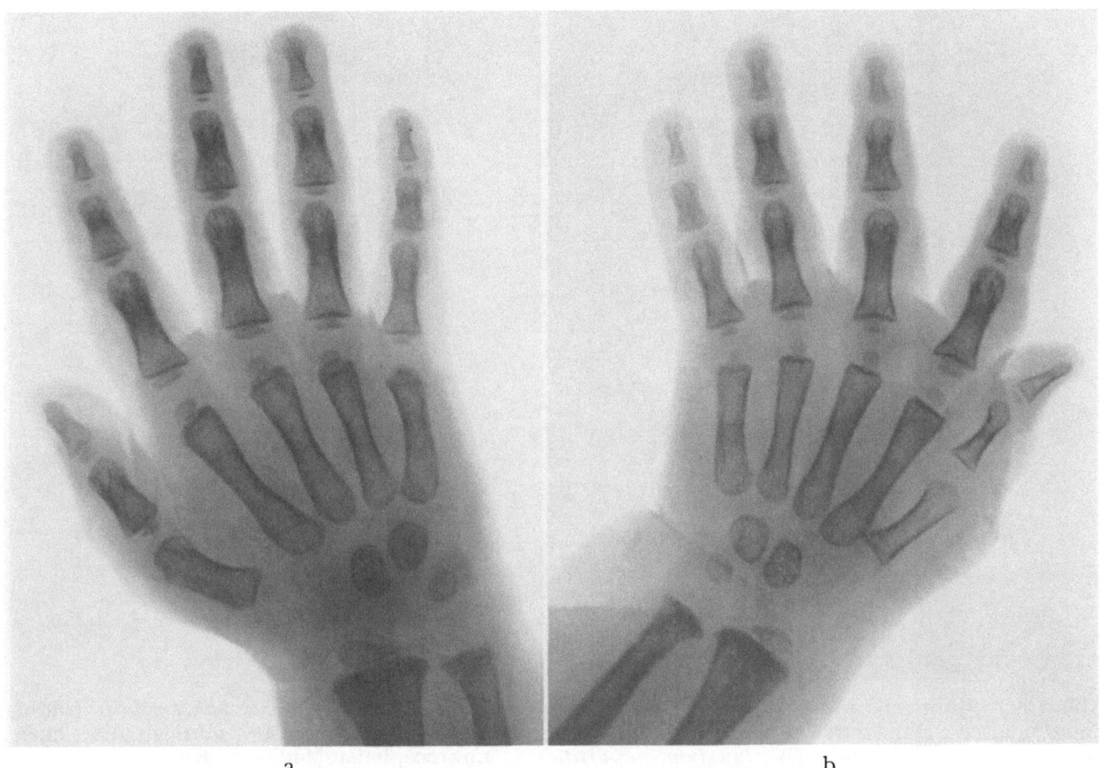

a   b

Abb. 101 a u. b.   *Hemiplegia spastica infantilis* bei $1^{10}/_{12}$ jährigem ♂. Die rechte Hand (b) ist in toto hypoplastisch, 1 cm kürzer als die linke, kalkarm

einer Zeitspanne, in der auch die normalen Epiphysenkerne auftreten. Später verschmelzen sie zunehmend mit den Diaphysen und entziehen sich so dem Nachweis. Über ihre Bewertung liegen im Schrifttum widersprechende Kommentare (STETTNER, WEINERT, SCHÄFER) vor. Selbst bei Berücksichtigung der Tatsache, daß Pseudoepiphysen auch bei Kindern ohne somatische oder geistige Defekte gefunden werden, läßt sich doch hervorheben, daß die Häufigkeit und die Gradausprägung bei cerebralen Dysplasien, Oligophrenien und somatischen Wachstumsstörungen auffallender ist als bei einem Durchschnittsmaterial gesunder Kinder.

Weitgehend charakteristisch für Störungen des Zentralnervensystems sind Befunde an der Epiphysen-Metaphysengrenze. Bei Gehirnrindendysplasien, Hydrocephalus, Mikrocephalie und einzelnen Formen der cerebralen Kinderlähmung (Little-Syndrom, Choreoathetose) lassen sich in hoher Frequenz folgende typische Veränderungen verzeichnen:

1. Eine als „*Polstermetaphyse*" bezeichnete kissen- oder pilzförmige Auftreibung der distalen Radiusmetaphyse mit Verdickung, Verdichtung und konvexer Vorwölbung der Verkalkungszone (Abb. 94, 97, 98, 99, 102, 103).

2. Eine stumpfwinkelige oder zeltförmige Ausziehung der Radiusverkalkungszone.

3. Beide Ossifikationsvarianten gehen parallel mit einem verspäteten Auftreten des Radiusepiphysenkernes; dieser bleibt während der ersten Lebensjahre klein und bildet sich oft in atypisch gedrungener Form nur an der radialen Seite des Epiphysenknorpels aus.

Die oben skizzierten Befunde werden am Radius am häufigsten erhoben, weil sie hier am deutlichsten ausgeprägt sind und die Kinder mit geistigen Entwicklungsrückständen vorwiegend im 2.—4. Lebensjahr zur Untersuchung kommen. Prinzipiell die gleichen Veränderungen sind aber auch an anderen Meta-Epiphysengrenzen zu erkennen, so am

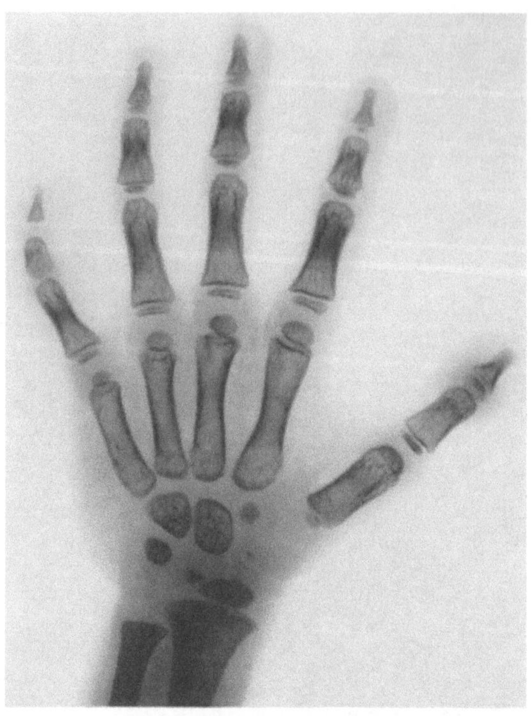

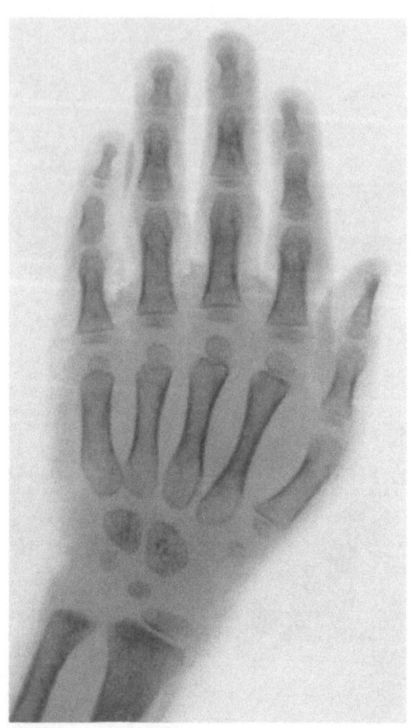

Abb. 102. 3jähriger *debiler Junge:* Beschleunigte, unharmonische Handwurzelkernentwicklung, Polstermetaphyse des Radius, *Os lunatum bipartitum.* Klinodaktylie V, angedeutete Brachymesophalangie V

Abb. 103. *„Polstermetaphysen"* an Radius und Ulna bei einem $4^{11}/_{12}$jährigen idiotischen, mikrocephalen Mädchen. Kleiner, nur radial angelegter Radiusepiphysenkern. Kleine grazile Hand

Daumenepiphysenkern im 4.—5. Lebensjahr und an der Ulnaepiphyse vom 7. bis zum 9. Lebensjahr. Der gebogene oder abgewinkelte Verlauf der Verkalkungszone — und später Epiphysenfuge — läßt sich bei manchen Kindern bis in die Pubertät nachweisen.

Eine in ihren Zusammenhängen noch nicht deutbare Ossifikationsvariante, welche man ausgeprägt bei cerebralen Dysplasien findet, betrifft die Lage der distalen Enden beider Unterarmknochen. Während die distale Verkalkungszone der Ulna normalerweise 1—3 mm proximal von der Verkalkungszone des Radius liegt, kann die Distanz mitunter bis zu 8 mm betragen. Ein strenger Zusammenhang mit der Art der übergeordneten Störung ist bisher nicht bekannt.

Bei spastisch gelähmten Extremitäten werden die Röhrenknochen auffallend grazil, die Handwurzelknochen wirken im Verhältnis dazu manchmal plump. Eine Kalkverarmung, verbunden mit weitmaschiger Spongiosastruktur, vermindertem Längen- und Dickenwachstum, sind Begleitsymptome spastischer Lähmungen, deren Gradausprägung vom Ausmaß der spastischen Bewegungslimitation abhängig ist.

Gegenüber anlagebedingten und endokrinen Einflüssen sind die Beeinflussungsmöglichkeiten peristatischer Faktoren auf die Ossifikation gering. Zufalls- und Milieueinflüsse können nutritiver, entzündlicher oder allergischer, toxischer oder neoplasmatischer Natur sein.

4. Nutritive Schäden

in Form qualitativer oder quantitativer Fehlernährung können sich bei Mangelzuständen ossifikationsverzögernd auswirken. Länger bestehende Unterernährungen, wie z. B. bei Dystrophie, Coeliakie, Mucoviscidosis, intestinaler Allergie, manchen Fällen von Megacolon congenitum, finden zunächst ihren Niederschlag in einer Osteoporose des Skeletes. Die Knochenbälkchen werden dünner, die Spongiosaarchitektur wird weitmaschiger, der Knochen durchsichtiger (Abb. 104, 105). Die Corticalis und die Verkalkungszonen sind dünn, heben sich aber kontrastreich von den durchsichtigen Röhrenknochen ab und bilden dadurch scharf gezeichnete Randkonturen. Die Knochenkernentwicklung bewegt sich im unteren Normbereich, kann auch verzögert sein; allerdings liegen diese Verzögerungen in bescheidenen Grenzen und unterschreiten die Norm höchstens um 1—2 Jahre. Nur bei älteren Kindern (z. B. mit einheimischer Sprue, intestinaler Allergie) können ausnahmsweise auch größere Ossifikationsrückstände beobachtet werden. Selektive Fehlernährungen wie bei den Hypovitaminosen A und C sind durch zusätzliche Symptome an den meta- und periostalen Ossifikationszentren (s. S. 77) charakterisiert.

Es ist naheliegend, daß auch Überernährungen einen — wenn auch begrenzten — Einfluß auf die Ossifikation haben. Allerdings darf hierbei der Ossifikationsstand nicht ohne Berücksichtigung der konstitutionellen Körpermaße gewertet werden. Große und zugleich kräftige, aber auch ein Teil der großen, fetten Kinder sind durch einen kräftigen Skelet-Gelenk-, Kiefer- und Zahnapparat ausgezeichnet. Die Knochenstruktur ist dicht, der Mineralgehalt relativ hoch, der Ossifikationsstand im oberen Bereich der Norm oder über der Norm. Bei der Pubertätsfettsucht und beim sog. Adiposo-Gigantismus kann die Knochenkernentwicklung dem Alter um 2—5 Jahre vorauseilen. Zieht man aber nicht das Alter, sondern die reale Körpergröße als Beurteilungsgrundlage heran, so entspricht gewöhnlich der Ossifikationsstand annähernd der vorliegenden Körpergröße.

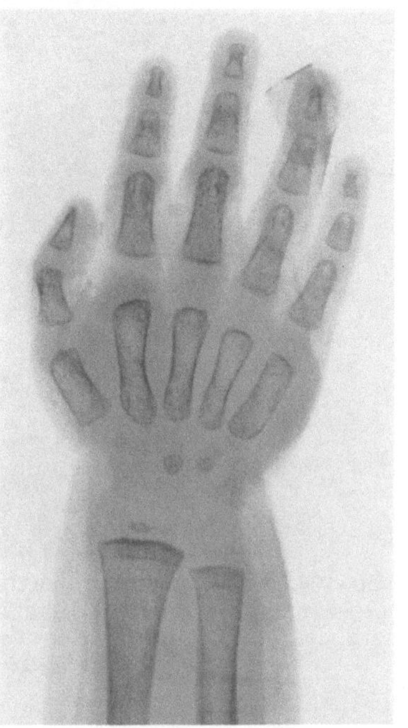

Abb. 104. Charakteristische Strukturveränderungen für *nutritive Allgemeinstörungen* im Kleinkindesalter: Dünne Corticalis, weitmaschige Spongiosa mit dünnen, unregelmäßigen Bälkchen, Kalkarmut; kleine Knochenkerne. 1½jähriger Junge mit intestinalem Infantilismus bei Stärkeintoleranz

5. Entzündliche und allergische Prozesse

beeinflussen die Ossifikation meist lokal. Dabei werden die im Entzündungsbereich liegenden Skeletabschnitte betroffen und nur bei umfangreicheren Bewegungseinschränkungen das übrige Skelet infolge der Inaktivität in Mitleidenschaft gezogen. Schwere organismische Entzündungen (Pyämie, Osteomyelitis) und Gelenkallergosen (z. B. Still-Syndrom, Felty-Syndrom, primär-chronische Arthritis, Subsepsis allergica) können auch im gesamten Skelet Veränderungen hervorrufen. Hauptangriffspunkte dieser Prozesse sind die Verkalkungszonen, besonders die Metaphysen der langen Röhrenknochen (s. S. 73). Im Prinzip wirken chronische entzündliche und allergische Reize osteoporoseerzeugend und ossifikationsbeschleunigend. Beschleunigte Knochenkernentwicklung mit gleichzeitiger Osteoporose sind auch die Leitsymptome chronischer Arthritiden und Ostitiden. Klassische Beispiele dafür bilden die rheumatische, primär-chronische Arthritis und die Handgelenkstuberkulose. Zu diesen beiden Kriterien gesellen sich Struktur- und Formanomalien der Knochen, deren Ausmaß und Lokalisation vom Grundprozeß abhängig ist. Chronische Arthritis (Abb. 109, 110), Handgelenkstuberkulose, Ostitis multiplex

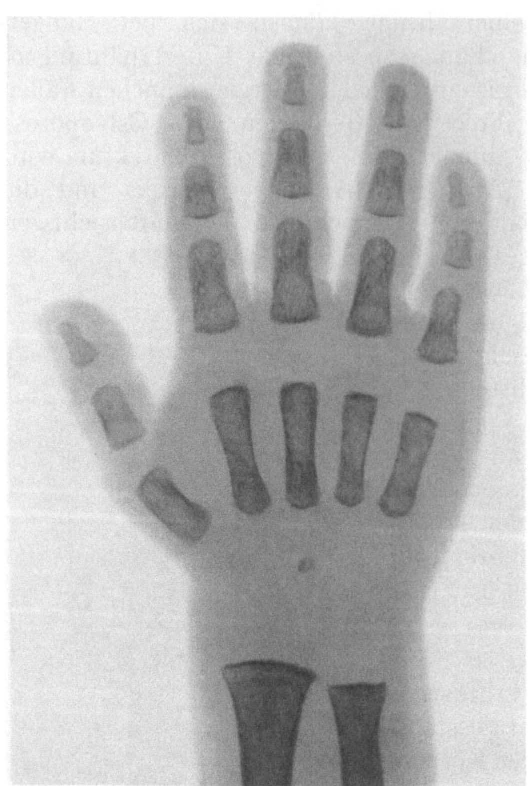

Abb. 105. Verzögerte Carpaliaentwicklung, Osteoporose mit akzentuierten schmalen Verkalkungszonen bei $^{10}/_{12}$ Jahre altem *dystrophischem, anämischem Säugling*

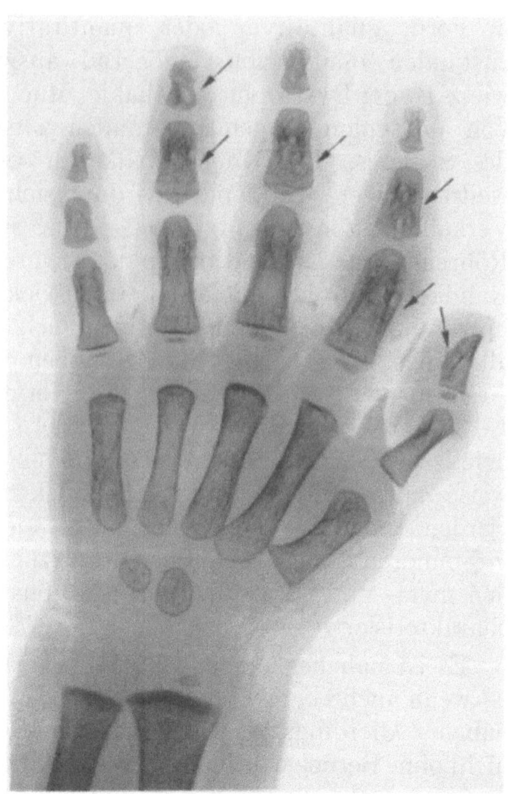

Abb. 106. *Ostitis multiplex cystoides.* 2jährig, ♂. 1—2 mm große rundliche Aufhellungen in verschiedenen Phalangen

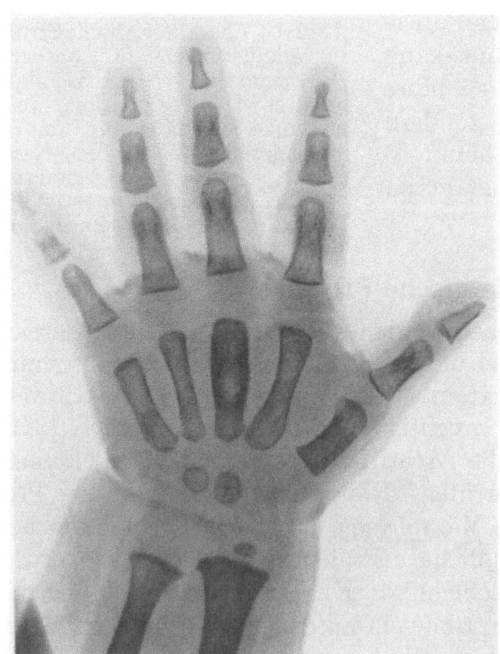

Abb. 107. *Spina-ventosa-ähnliche Auftreibung* des Metacarpale III mit rundlichem, zentralem Osteolyseherd. $^{10}/_{12}$jähriger Junge mit latenter Staphylokokkenpyämie nach Staphylokokkenpneumonie

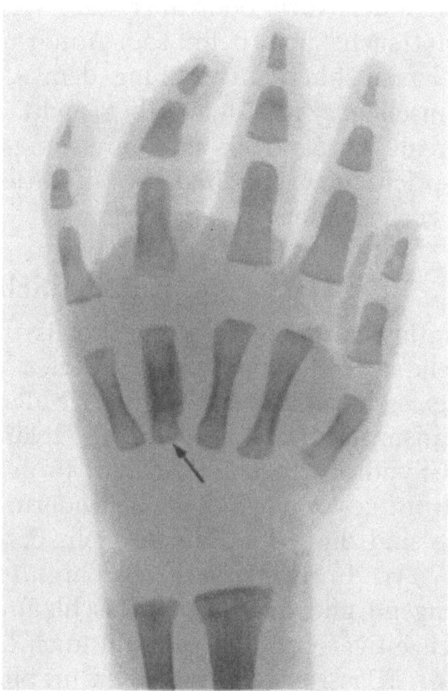

Abb. 108. *Corticale Hyperostose* des Metacarpale IV mit Weichteilverdickung des IV. Strahles. Metaphysäres Aufhellungsband am Radius distal

cystoides (Abb. 106), Spina ventosa, Phalangitis luica (Abb. 78) und chronisch-rezidivierende (Staphylokokken-) Osteomyelitis (Abb. 107) sind radiologisch wohl umschriebene Einzelbeispiele.

Sofern Entzündungen mit Hyperostosen einhergehen, wie z. B. latent verlaufende Osteomyelitiden, erfolgen die Knochenverdickungen meist an den langen Röhrenknochen und nur gelegentlich einmal an den Phalangen und Metacarpalia. Hier zu nennen sind vielleicht auch hyperostotische Prozesse, deren Ätiologie nicht geklärt ist, eine Entzündung oder Allergose jedoch im Bereich der Wahrscheinlichkeit liegt. Dazu gehört vor allem die für das Säuglingsalter charakteristische infantile *corticale Hyperostose* (Roske-de Toni-Caffey-Syndrom, Abb. 108).

Trifft der Entzündungsprozeß auf die Fetalperiode der Entwicklung — wie dies z. B. bei der Lues connata der Fall ist — so können abweichend von der Regel auch Ossifikationsverzögerungen in bescheidenem Ausmaß vorkommen.

6. Stoffwechselstörungen

wirken sich recht vielfältig auf die Ossifikation aus. Osteoporosen und verzögerte Knochenkernentwicklung findet man bei vielen Stoffwechselanomalien als fakultatives Begleitsymptom, so z. B. bei der Glykogen-Speicherkrankheit, der familiär-amaurotischen Idiotie, bei Diabetes mellitus. Wenn die Stoffwechselstörung den Mineralhaushalt betrifft oder mitbetrifft, wirkt sie sich in erster Linie an den Verkalkungszonen der Metaphysen aus,

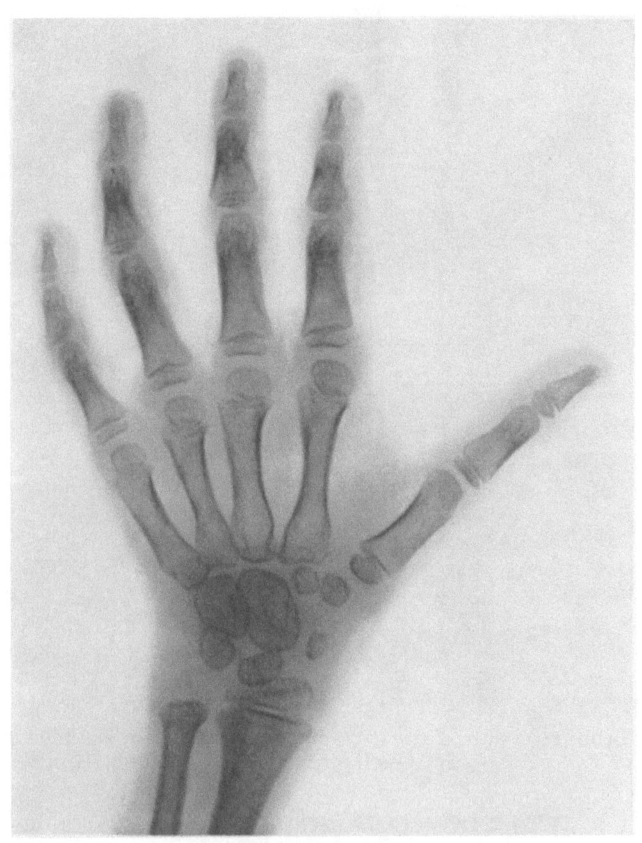

Abb. 109. *Primär-chronische Arthritis*, Osteoporose, Ossifikationsbeschleunigung um etwa 2 Jahre, 4¹/₂jährig, ♀

nicht selten liegt auch hier eine verzögerte Knochenkernentwicklung und eine Osteoporose vor. Charakteristische Handskeletveränderungen findet man bei genuiner, Vitamin D-resistenter Rachitis, hyperphosphatämischer Rachitis (Abb. 72—77), Hypophosphatasie, Hypercalcämie und Vitamin D-Überdosierung. Atypische, teilweise heterotope Verkalkungen sind zu beobachten bei Chondroangiopathia calcarea, Lipocalcinogranulomatose und Calcinosis universalis (Abb. 111).

7. Tumoren

können im Handbereich lokalisiert sein. Als Raritäten kommen hier Sarkome zur Beobachtung, häufiger, aber immer noch selten, sind die gutartigen cartilaginären Exostosen. Letztere destruieren nicht selten die Metaphysen und lokal auch die Verkalkungszonen, sie können unter Umständen auch auf die Epiphysenkerne übergreifen. Die distalen Enden der Unterarmknochen sind Prädilektionsstellen.

Aufschlußreicher sind die Strukturveränderungen am Handskelet im Verlaufe systematisierter maligner Erkrankungen des reticulären und reticulohistiocytären Systems.

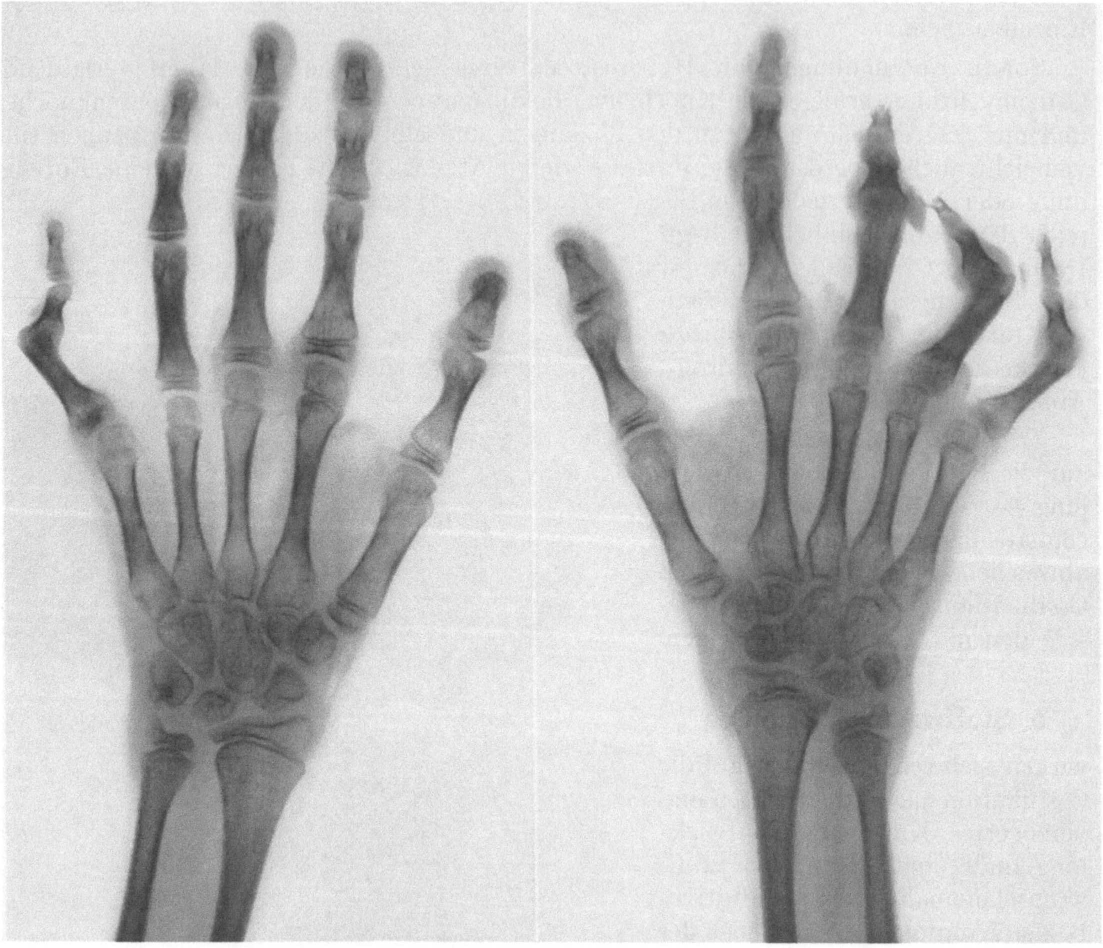

a   b

Abb. 110a u. b. *Primär-chronische Arthritis* im Rahmen eines Still-Syndroms. 9jährig, ♀. Osteoporose, Ossifikationsbeschleunigung, Kontrakturen, Weichteilatrophie

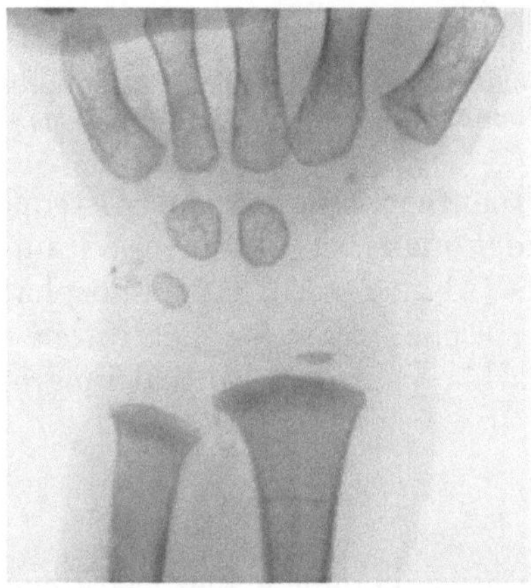

Abb. 111. *Chondroangiopathia calcarea*; punkt-förmige Kalkablagerung im Knorpelbereich des Handwurzelraumes, 1¹/₁₂jährig, ♂

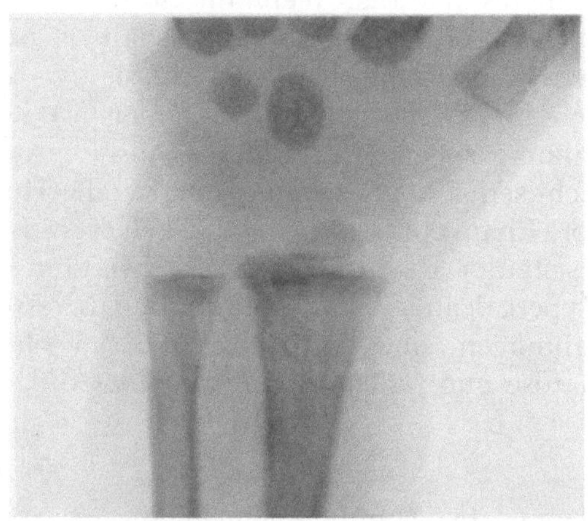

Abb. 112. *Akute Reticulose* mit zahlreichen rund-lichen Aufhellungen in den Metaphysen bei ver-dickter Verkalkungszone. 1¹⁰/₁₂jähriger Junge

Retikulosen, Leukosen, Sarkomatosen führen zu metaphysären Strukturveränderungen (s. S. 80), meist in Form einer Rarefizierung oder Osteolyse. Bemerkenswert bleibt aber, daß bei diesen und anderen frühkindlichen Tumoren (Wilms-Tumoren, Sympathogoniome)

recht häufig auch Verzögerungen der Handwurzelknochenentwicklung (um 1—4 Jahre) und Metaphysenveränderungen zu registrieren sind, noch bevor klinisch Symptome dieser Tumoren objektivierbar werden.

8. Traumatische Skeletschädigungen

betreffen im Säuglings- und Kindesalter in erster Linie die Metaphysen. Durch ihren Gefäßreichtum ist das Knochengerüst in den Metaphysen schwächer als in den Diaphysen, die Stützfunktion der Corticalis ist gering. Frakturen sind im Bereich des Handskeletes an den distalen Unterarmknochen am häufigsten, vor allem in der distalen Radiusmetaphyse in Form von Grünholzfrakturen. Im Bereich der kleinen Handknochen ist in erster Linie mit Zertrümmerungsfrakturen und Quetschverletzungen zu rechnen. Die Spontanfrakturen 1. und 2. Ordnung sind mehr in der Diaphysenmitte lokalisiert, an den Handknochen werden sie nur bei ganz schweren Entkalkungszuständen (z. B. schwerer Rachitis) gelegentlich beobachtet (Abb. 113). *Epiphysenlösungen* sind röntgenologisch leicht zu diagnostizieren, wenn in der Epiphyse schon ein Knochenkern vorhanden ist. In der Lebensperiode, in welcher Epiphysenlösungen am häufigsten sind, der Neugeborenenperiode, ist die Diagnose radiologisch recht schwierig. Ein typisches Bild verursachen die *traumatischen Metaphysenverletzungen* bei schweren Geburten. Es kommt dabei durch Gefäßzerreißungen zu Blutungen in die Metaphysen und den angrenzenden Subperiostalraum. Daraus resultieren mitunter schwere Knochendestruktionen. Die Verkalkungszone wird unregelmäßig, in der Metaphyse liegen Verdichtungsareale und Osteolyseherde nebeneinander; diese Umbauzonen werden eingeschalt von relativ breiten, rasch

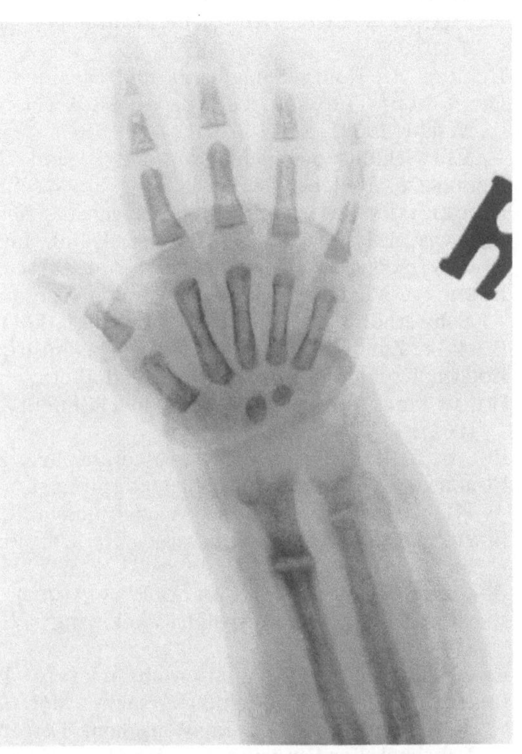

Abb. 113. *Floride Rachitis* mit „Umbauzonen" in den Unterarmknochen. 1¹/₂jähriges Mädchen

verkalkenden Periostabhebungen. Diese traumatischen Metaphysenläsionen treten meist multipel auf, sind zwar in erster Linie an den unteren Extremitäten (bei Steißgeburten) zu finden, kommen aber auch bei schwierigen Armentwicklungen an den oberen Extremitäten vor. Schwere Restzustände in Form von Aufsplitterung der Epiphysenkerne und partiellen Wachstumsrückständen einzelner Knochenenden oder einzelner Partien der Verkalkungszonen werden beobachtet.

Literatur

ABBOTT, O. D., R. O. TOWNSEND, R. B. FRENCH and C. F. AHMANN: Carpal and Epiphysial Development: Another Index of Nutritional Status of Rural School Children. Amer. J. Dis. Child. **79**, 69 (1950).

ABEL: Demonstration seltener Röntgenbilder. Dtsch. med. Wschr. **1937**, 291.

AKERLUND, A.: Entwicklungsreihen in Röntgenbildern von Hand, Fuß und Ellenbogen im Mädchen- und Knabenalter. Fortschr. Röntgenstr. **1918**, Erg.-Bd. 33.

ALBERS-SCHÖNBERG: Eine bisher nicht bekannte Allgemeinerkrankung des Skelettes im Röntgenbilde. Fortschr. Röntgenstr. **11**, 261 (1904).

ARENA, J. M.: Laurence-Biedl-Syndrome. J. Pediat. **10**, 62 (1937).

ASADA, T.: Über die Entstehung und pathologische Bedeutung der im Röntgenbild des Röhren-
   knochens am Diaphysenende zum Vorschein kommenden parallelen Querlinien. Ref. Zbl. ges.
   Kinderheilk. 18, 705 (1925).
ASHER, L., u. E. LANDOLF: Die wachstumsregulierende Funktion der Thymus. Klin. Wschr. 1934I,
   632.
ASSMANN, H.: Klinische Röntgendiagnostik innerer Erkrankungen. Berlin 1934.
BAKWIN, H., and R. M. BAKWIN: Body builds in infants. Amer. J. Dis. Child. 49, 876 (1935).
BALDWIN, B. T., BUSBY, L. M. and H. V. GARSIDE: Anatomic growth of children. Study of some
   bones of hand, wrist and lower forearm by means of roentgenograms. Univ. Iowa Studies in Child
   Welfare, Iowa City 4, 1928.
BALLOWITZ, E.: Über hyperdaktyle Familien und die Vererbung der Vielfingrigkeit der Menschen.
   Amer. J. Dis. Childr. 47, 701 (1934).
BAUER, J.: Die konstitutionelle Disposition zu inneren Krankheiten. Berlin: Springer 1917.
— K. H.: Dtsch. Z. Chir. 160, 289 (1920). Zit. ECKHARDT.
BAUMANN, W.: Über Knochenerkrankungen bei intestinalem Infantilismus. Mschr. Kinderheilk. 42,
   5 (1929).
BECKER, J.: Röntgendiagnostik und Strahlentherapie in der Kinderheilkunde. Berlin 1931.
BENNHOLDT-THOMSEN, C.: Über die „Acceleration der Entwicklung der heutigen Jugend". Klin.
   Wschr. 1938I, 865.
— Entwicklungsbeschleunigung der Jugend. Ergebn. inn Med. Kinderheilk. 62, 1153 (1942).
BERLINER, H.: Über Zwergwuchs. Klin. Wschr. 1923, 126.
BIEDERMANN u. HERTZ: Zur Glykogenspeicherkrankheit. Z. Kinderheilk. 56, 170 (1934).
BIGGART, J. H.: Diabetes insipidus. Edinb. med. J. 43, 417 (1936).
BIRCH-JENSEN, A.: Congenital deformities of the upper extremities. Copenhagen 1949.
BLENCKE, A.: Über das gemeinsame Vorkommen von Knochenbrüchigkeit mit blauen Skleren und
   Schwerhörigkeit. Z. orthop. Chir. 45, 406 (1924).
BÖCKER: Zur Erblichkeit der Dysostosis multiplex. Z. Kinderheilk. 63, 688 (1943).
BOGAN, I.: Hands and wrists of the diabetic child. Amer. J. Dis. Child. 59, 805 (1940).
BOGAN and MORRISON: Bone development in diabetic children. Amer. J. med. Sci. 174, 313
   (1927).
BOLDT, L.: Beitrag zur Dysostosis multiplex. Z. Kinderheilk. 63, 679 (1943).
BORCHARDT, L.: Pubertas praecox epiphysären Ursprungs. Dtsch. med. Wschr. 1928II, 1252.
— Klinische Pathologie des Wachstums und der Entwicklung. Dtsch. med. Wschr. 1929I, 823.
BOYD, J. D., and A. H. KANTROW: Retardation of growth in diabetic children. Amer. J. Dis. Child.
   55, 460 (1938).
BRACHER, M.: Z. orthop. Chir. 160, 289 (1920).
BRAID, F.: Osseous dystrophy following icterus gravis neonatorum. Arch. Dis. Childh. 14, 181
   (1939).
BRAILSFORD, J. F.: Familial brachy-dactyly. Brit. J. Radiol. 18, 572 (1945).
BRANDT, W.: Die Entstehungsursachen der Gliedmaßenmißbildungen und ihre Bedeutung für das
   Vererbungsproblem beim Menschen. Leipzig: Johann Ambrosius Barth 1937.
— Lehrbuch der Embryologie. Basel: S. Karger 1949.
BREITER, CH.: Beitrag zur Dysostosis multiplex. Kinderärztl. Prax. 13, 60 (1942).
BROCK, J.: Arachnodaktylie, eine charakteristische Form multipler Abartungen. Klin. Wschr.
   1927II, 2289.
— Weiterer Beitrag zur Lehre von der Arachnodaktylie. Z. Kinderheilk. 47, 707 (1929).
BRODY, L. J.: Polydactylism in five generations. Amer. J. Dis. Child. 47, 701 (1934).
BROMANN, I.: Grundriß der Entwicklungsgeschichte des Menschen. München 1921.
BUEHL, C. C., and S. I. PYLE: The use of age of first appearance of three ossification centers in deter-
   mining the skeletal status of children. J. Pediat. 22, 518 (1943).
BUETTNER, G.: Ulnare Polydaktylie bei Ulnaverdoppelung und Radiusdefekt. Z. Konstit.lehre 22,
   428 (1938).
BUGYI, B.: Über die Entwicklung der Handwurzelknochenkerne bei gesunden Schulkindern. Kinder-
   ärztl. Prax. 26, 218—221 (1958).
BUSCHKE, F.: Doppelte Kernanlage des Lunatum carpi im Kindesalter. Röntgenpraxis 6, 385 (1934).
CAFFEY: Infantile cortical hyperostosis. J. Pediat. 29, 541 (1946).
— J.: Pediatric X-ray diagnosis. Chicago: Year Book Publ. 1950.
CAMP, J. D., and I. L. CILLEY: Normal development of roentgenologically important bones and
   epiphyses. Amer. J. Roentgenol. 26, 905 (1931).
CARTER, TH. M.: Technique and devices used in radiographic study of the wrist bones of children.
   J. educat. psych. 17, 237 (1926).
CATEL, W.: Differentialdiagnostische Symptomatologie. Leipzig: Georg Thieme 1944.
— Osteogenesis imperfecta familiaris. Mschr. Kinderheilk. 49, 323 (1931).
CHIN, K. Y., and C. S. HSUEH: The adrenal-thymus relationship. Chin. med. J. Suppl. 3, 32 (1940). —
   Zbl. Kinderheilk. 38, 377 (1941).

CHOBOT, R., and E. F. MERILL: Bone scornings in normal and allergic children. J. Allergy **8**, 588 (1937).

COWEN, M.: Erblichkeits- und Konstitutionsstudien an 54 Zuckerkranken. Arch. Klaus-Stift. Vererb.-Forsch. **11**, 281 (1936).

CREFELD, S. VAN: Chronische hepatogene Hypoglykämie im Kindesalter. Z. Kinderheilk. **52**, 299 (1932).

CURTIN and KOTZEN: Progeria. Amer. J. Dis. Child. **38**, 993 (1929).

DAVIS, DAVID and CURIER: Morquios disease. J. Amer. med. Ass. **102**, 2173.

DIERKS, K.: Die Handwurzelröntegenogramme von Neugeborenen und ihre Bedeutung für die Reife der Frucht. Arch. Gynäk. **150**, 221 (1932).

DIETRICH, H.: Die subchondrale Herderkrankung am Metacarpale III. Langenbecks Arch. klin. Chir. **1932**, 171.

DORFF, G. B.: Masked hypothyreoidism in children oseous development as an aid in diagnosis. J. Pedriat. **6**, 788 (1935).

— Chorionic gonadotropic effects on growth in sexually underdeveloped older boys. Amer. J. Dis. Child. **60**, 1043 (1940).

DORRANCE, TH. O.: Arachnodactylia. J. Pediat. **31**, 679 (1947).

DRINKWATER, H.: An account of a brachydactylous family. Proc. roy. Soc. Edinb. **28**, 35 (1907/08).

— Account of a family showing minor-brachydactyly. J. Genet. **2**, 21 (1912/13).

— Minor-brachydactyly. J. Genet. **2**, 217 (1913/14).

— A second brachydactylous family. J. Genet. **4**, 323 (1914/15).

DUKEN, J.: Beitrag zur Kenntnis der malazischen Erkrankungen des kindlichen Skelettsystems. Z. Kinderheilk. **46**, 136 (1928).

ECKHARDT, H.: Körperliche Mißbildungen. In Handbuch der Erbkrankheiten, Bd. VI. (Ausführliches Literaturverzeichnis.)

ELGEMARK, O.: Normal development of the ossification centers during infancy and childhood. Acta paediat. (Uppsala) **33**, Suppl. 1, 1—79 (1946).

ENGELBACH, W., and M. ALPHONSE: Osseous development in endocrine disorders. Endocrinology **8**, 1 (1924).

ERBEN u. KÜSTER: Glykogenspeicherkrankheit. Z. Kinderheilk. **58**, 178 (1937).

ERBSEN, H.: Osteopoikilie des Schädels. Klin. Wschr. **1934**, 1306.

ESAU: Die angeborene Hemihyperthrophia totalis des Körpers. Med. Klin. **1931 II**, 1861.

FALTA, W.: Die Erkrankungen der Blutdrüsen. Berlin: Springer 1913.

FARABEE: Inheritance of digital malformations in man. Papers of Peabody Mus. of America. Archeol. and Ethnol. Havard Univ. 1905, p. 3.

FASOLD, H.: Ein Teratom des Ovars als Ursache einer Pubertas praecox. Z. Kinderheilk. **51**, 519 (1931).

FIERLINGS, P.: Zum Problem der Wachstumsbeschleunigung im Kindesalter. Diss. Greifswald 1939.

FIESCHI, A.: Sopra un caso di grave alterazione della crescenca. Clin. med. ital. **62**, 759 (1931).

FISCHBACH, H.: Beitrag zur Klinik der Arachnodaktylie und Hinweise auf die Erblichkeit des Leidens. Z. Kinderheilk. **58**, 630 (1937).

FISCHER: Beziehungen der inneren Sekretion zur Genese einiger im Röntgenbilde praktisch wichtiger Skelettvarietäten. Fortschr. Röntgenstr. **29**.

FISCHER, F. J., and R. E. VANDERMARK: Bilateral symmetrical brachymetacarpalia and brachymetatarsalia. J. Bone Jt Surg. **27**, 145 (1945).

FLEMING, R. M.: A study of growth and development. London: His Majesty's stat. off. 1933, XI.

FLORY, CH. D.: Osseous development in the hand as an index of skeletal development. Mon. Soc. Res. in child develop **1** (1936).

FRANCIS, C. C.: Factors influencing appearance of centers of ossification during early childhood. II. A comparative study of degree of epiphysial ossification in infancy under varying conditions of diet an health. Amer. J. Dis. Child. **59**, 1006 (1940).

FRANCIS, C. C., and P. P. WERLE: The appearance of centers of ossification from birth to five years. Amer. J. physic. Anthrop. **24**, 273 (1939).

FREELAND: Myositis ossificans progressiva. Amer. J. Dis. Child. **35**, 142 (1928).

FREEMANN, J.: Morquios disease. Amer. J. Dis. Child. **55**, 348 (1938).

FRERE, J. M.: A case having thumbs with three phalanges simulating fingers. Soc. Med. J. **23**, 536 (1930).

FREUDENBERG, E.: Klinische Beobachtungen und Untersuchungen an einem Zwillingspaar mit Niemann-Pickscher Krankheit. Z. Kinderheilk. **59**, 313 (1938).

FRICK u. FRIEDRICH: Morbus Gaucher im frühen Kindesalter. Arch. Kinderheilk. **90/91**, 1 (1930).

FROSCH, L.: Das Röntgenbild des Handskelettes bei Rachitis. Z. orthop. Chir. **47**, 200 (1926).

FUHRY, E.: Die Ossifikation des Handskelettes bei mongoloider Idiotie. Z. Kinderheilk. **54**, 82 (1933).

GANTHER, R.: Ein Beitrag zur Arachnodaktylie. Z. Kinderheilk. **43**, 724 (1927).

GELDRICH, J.: Die Simmondsche Krankheit im Kindesalter. Mschr. Kinderheilk. **80**, 103 (1939).

GENEST, H. J.: Über das Schicksal von Kindern mit Diabetes insipidus und Polydipsie. Diss. Tübingen 1937.
GERSTENBERGER: Rachitis hepatica. Mschr. Kinderheilk. 56, 217 (1933).
GEYER, H.: Zur Ätiologie der mongoloiden Idiotie. Leipzig: Georg Thieme 1934.
GLANZMANN, E.: Habitus und innere Sekretion bei Kleinkindern. Jb. Kinderheilk. 110, 253 (1925).
— Einführungen in die Kinderheilkunde. Wien 1939.
— Arachnodaktylie und Brachydaktylie. Mschr. Kinderheilk. 85, 5 (1940).
GÖTT, TH.: Die Röntgenuntersuchung in der Kinderheilkunde. Lehrbuch der Röntgenkunde von RIEDER-ROSENTHAL, Bd. 2. 1924.
GÖTTCHE, O.: Assym. Auftreten des Epiphysenkernes der Handwurzelknochen. Fortschr. Röntgenstr. 37, 183.
— Ein Fall von hepatischem Infantilismus. Mschr. Kinderheilk. 35, 505 (1927).
— Zur Röntgendiagnose der Rachitis. Jb. Kinderheilk. 116, 329 (1927).
GOLDBERGER, I. H., and I. MELLION: Is the development of the carpal centers delayed in rickets ? Amer. J. Diss. Child. 31, 58 (1926).
GOMBERT, H. J.: Rechtsseitige, kongenitale Verschmelzung des Os naviculare und lunatum mit der Radiusepiphyse. Fortschr. Röntgenstr. 91, 527 (1959).
GRASER, E.: Handwurzelentwicklung in den ersten Lebensjahren und Rachitis. Z. Kinderheilk. 60, 30 (1938).
GRASHEY, R.: Die normale Anatomie des wachsenden Knochens im Röntgenbild unter Berücksichtigung der Grenzen des Normalen und Pathologischen. In ENGEL u. SCHALLs Handbuch der Röntgendiagnostik und Röntgentherapie im Kindesalter, S. 30.
GRASHEY, R., u. R. BIRKNER: Atlas typischer Röntgenbilder vom normalen Menschen. 9. Aufl. München-Berlin: Urban & Schwarzenberg 1955.
GRAY and GEYMANN: Osseous development of diabetic children. Endocrinology 17, 587 (1933).
GRAZIANSKY, W.: Fortschr. Röntgenstr. 50, 367 (1934).
GREBE, H.: Die Chondrodysplasie, ihre Klinik, Differentialdiagnose und Erbpathologie. Habil.-Schr. Frankfurt 1942 (zit. ULLRICH).
GREULICH, W. W., and S. I. PYLE: Radiographic atlas of skeletal development of the hand and wrist. Second edition. Stanford, Calif.: University Press 1959.
GRUBER, G. B.: Hypoplasie, Mikromelie, Phokomelie, Amelie, Poromelie. In SCHWALBE, Die Morphologie der Mißbildungen des Menschen und der Tiere. III. Teil, Die Einzelmißbildungen. Jena: Gustav Fischer 1937.
— Zur Kritik plazentarer und hypoplastischer Gliedmaßenfehler. Erbarzt 6, 76 (1937).
— W.: Über die sekundären Handwurzelknochen des Menschen. Arch. Anat., Phys. u. wiss. Medizin 1866, 565.
— Navicularia carpi tripartita. Virchows Arch. path. Anat. 94, 719 (1883).
GRUMBACH, A.: Das Handskelett im Lichte der Röntgenstrahlen. Wien u. Leipzig: Wilhelm Braumüller 1921.
GYÖRGY, P.: Über renale Rachitis und renalen Zwerchwuchs. Jb. Kinderheilk. 120, 266 (1928).
HAEHNER: Ref. Zbl. Chir. 60, 719 (1933).
HANHART, E.: Stark unregelmäßige Dominanz einer Anlage zu Spalthand auf Grund eines schwachen, entwicklungslabilen Gens. Arch. Klaus-Stift. Vererb.-Forsch. 20, 96 (1945).
HÄSSLER, E.: Die Beziehungen der Hurlerschen Krankheit zum Kretinismus. Mschr. Kinderheilk. 86, 110 (1941).
HALLERAN, M.: The effect of rickets on the mental development of young children. Arch. Psychol. (N.Y.) 229, 1 (1938).
HAMPERL, H., u. K. WALLIS: Über renalen Zwergwuchs ohne und mit (renaler) Rachitis. Erg. inn. Med. Kinderheilk. 45, 589 (1933).
HANEDA, S.: Über Dysostosis generalisata. Z. Orthop. 68, 473 (1938).
HARDWICK, CH.: Prognosis in coeliac disease. Arch. Dis. Childh. 14, 279 (1939).
HARNAPP: Zum Bilde der Marmorknochenkrankheit. Mschr. Kinderheilk. 69, 1 (1937).
HASSELWANDER, A.: Über individuelle Häufung von Variationserscheinungen am Extremitätenskelett. Erg.-H. z. Anat. Anz. 54, 199 (1921).
— Handbuch der Anatomie des Kindes von PETER, WETZEL u. HEIDERICH, Bd. 2 (Literaturverzeichnis).
HEFKE, H. W.: Roentgenologic study of anomalies of the hands in one hundred cases of mongolism. Amer. J. Dis. Child. 60, 1319 (1940).
HEIMANN u. POTPESCHNIGG: Über die Ossifikation der kindlichen Hand. Jb. Kinderheilk. 65, 437 (1907).
HELLMANN, M.: Ossification of epiphyseal cartilages in the hand. Amer. J. phys. Anthrop. 11, 223 (1928).
HERTZ, W.: Über renalen Zwergwuchs. Z. Kinderheilk. 48, 561 (1929).
HESS, H.: Familial retardation in ossification of the carpal centers. J. Pediat. 3, 158 (1933).
HEUBNER, O.: Über schwere Verdauungsinsuffizienz beim Kinde jenseits des Säuglingsalters. Jb. Kinderheilk. 70, 667 (1909).

HODGES, P. C.: An epiphyseal chart. Amer. J. Roentgenol. **30**, 809 (1933).
HOEN, H.: Über angeborene halbseitige Wachstumsstörungen. Mschr. Kinderheilk. **96**, 168 (1948/49).
HOHENNER, K.: Welche Bedeutung hat der Zeitpunkt des Eintrittes und die Lokalisation cerebraler Erkrankungen im Kindesalter für das Zustandekommen von Ossifikationsstörungen am Handskelett. Jb. Kinderheilk. **135**, 341 (1932).
JOACHIMSTHAL, G.: Die angeborenen Verbindungen der oberen Extremitäten. Fortschr. Röntgenstr. **1900**, 2.
JOHN, H. J.: Growth of diabetic children. Amer. J. dig. Dis. and Nutr. **1**, 855 (1935).
JUNGHAGEN, S.: Röntgenologische Skelettveränderungen bei Morbus Gaucher. Acta radiol. (Stockh.) **5** (1926).
KAHLER, O.: Beitrag zur Erbpathologie der Dysostosis cleidocranialis. Z. menschl. Vererb.- u. Konstit.-Lehre **23**, 216 (1939).
KAMERLING jr., A. W. C. G.: Die Entstehung der Knochenkerne in den Handwurzelknochen. Ned. T. Geneesk. **1932**, 2611.
KEIBEL, F.: Normentafeln zur Entwicklungsgeschichte der Wirbeltiere. Jena: Gustav Fischer 1907.
KELLER, A.: Betrachtungen über Adipositas im Kindesalter. Fortschr. Med. **1927**.
KELLY, H. J.: Anatomic age and its relation to stature. Univ. Iowa Studies in Child Welfare, Iowa City **12** (1937).
—, and I. G. MACY: Roentgenographic appraisels of skeletal growth and development. Amer. J. Roentgenol. **80**, 482—494 (1958).
KIDO, K.: Experimentelle Forschungen über den Einfluß der Muttertiere auf die Entstehung der rachitischen Erkrankung des Kaninchens. Trans. jap. path. Soc. **22**, 101 (1932).
KLOSE u. VOGT: Klinik und Biologie der Thymusdrüse. Tübingen 1910.
— E.: Zur Kenntnis der Osteopsathyr. idiopathica. Mschr. Kinderheilk. **12**, 347 (1914).
KÖHLER, B.: Dysostosis cleidocranialis beim Neugeborenen. Z. Kinderheilk. **60**, 536 (1939).
KOEHLER, O.: Über die Vererbung der Vielfingrigkeit beim Menschen. Biol. Zbl. **43**, 646 (1923).
KORNFELD, W.: Handwurzelossifikation und Habitusentwicklung in den ersten vier Lebensjahren. Z. Kinderheilk. **58**, 388 (1936).
KRAMER, S.: Osteogenesis imperfecta congenita et tarda, ein Beitrag zur verzögerten Form nebst Sichtung und ausführlichem Literaturverzeichnis. Ergebn. inn. Med. Kinderheilk. **56**, 516 (1939).
KROGMAN, W. M.: The skeleton in forensic medicine (RICHARD HERMAN JAFFÉ Memorial Lecture). Proc. Inst. Med. Chicago **16**, 154 (1946).
KÜRBITZ, W.: Pubertas praecox bei einem schwachsinnigen Knaben. Allg. Z. Psychiat. **97**, 124 (1932).
KWINT: Über dysglandulären Zwergwuchs. Z. Kinderheilk. **39**, 575 (1925).
KYLIN, E.: Die Simmondsche Krankheit. Ergebn. inn. Med. Kinderheilk. **49**, 1 (1935).
LAHEY u. andere: Lipochondrodystrophie (Gargoylism). J. Pediat. **31**, 220 (1947).
LAMBERT, L. A.: Congenital humeroradial synostosis with other synostotic anomalies. J. Pediat. **31**, 403 (1947).
LANGE, C.: Über erblichen Diabetes insipidus. Jb. Kinderheilk. **145**, 1 (1935).
LAUDON, J. F.: Parathyreoidectomy in generalized osteitis fibrosa cystica. J. Pediat. **1**, 544 (1932).
LEHMANN, F.: Über Knochenveränderungen beim intestinalen Infantilismus. Mschr. Kinderheilk. **30**, 124 (1925).
— W., u. F. KUHLMANN: Röntgenologische Untersuchungen an rachitischen Zwillingen. Klin. Wschr. **1936I**, 50.
LEHNDORFF, H., u. H. MAUTNER: Die Coeliakie. Ergebn. inn. Med. Kinderheilk. **31**, 456 (1927).
LELONG, M., R. JOSEPH, P. CANLORBE, P. BORNICHE, R. SCHOLLER et O. JEANNERET: Evaluation de la maturation osseuse. Etude critique et présentation d'une méthode simplifiée. Sem. Hôp. Paris (Ann. Pédiat.) **49**, 10 (1958).
LENZ, W.: Das Skeletsystem. In BROCK, Biologische Daten für den Kinderarzt. Berlin-Göttingen-Heidelberg: Springer 1954.
LICEAGA, F. J.: Über einen Fall totaler Syndaktylie der Hände und Füße. Mschr. Kinderheilk. **72**, 179 (1938).
LIEBENAM, L.: Beitrag zur Dysostosis multiplex. Z. Kinderheilk. **59**, 91 (1938).
— Beitrag zum familiären Auftreten der Brachydaktylie. Z. menschl. Vererb. u. Konstit.-Lehre **22**, 418 (1939).
LOESCKE, A.: Zur Klinik der Glykogenspeicherkrankheit. Z. Kinderheilk. **53**, 553 (1932).
LONGHI, L.: Malformazione congenite delle mani. Ref. Zbl. ges. Kinderheilk. **37**, 333 (1940).
LUNDMANN, B. J.: Über die Körperhöhensteigerung in den nordischen Ländern nach dem Weltkrieg. Z. Rassenk. **11**, 1 (1940).
MACNAIR, V.: Effect of dietary supplement on ossification of the bones of the wrist in institut. children. Amer. J. Dis. Child. **58**, 295 (1939).
— and L. J. ROBERTS: Effects of a milk supplement on the physical status of institutional children. II. Ossification of the bones of the wrist. Amer. J. Did. Child. **56**, 494 (1938).
MAIR, W. F.: Myositis ossificans progressiva. Edinb. med. J. **39**, 69 (1932).

Malaguzzi-Valeri, Ch.: Über den Cushingschen Symptomenkomplex. Ergebn. inn. Med. Kinderheilk. **58**, 29 (1940).

Mann, Dreizen, Pyle u. a.: The red graph and the Wetzel grid as methods of determining the symmetry of status und progress during growth. J. Pediat. **32**, 137 (1948).

Mannheimer, E.: Pubertas praecox due to dextrolateral granulosa cell tumor of the ovary in a four-year-old girl. J. Pediat. **12**, 350 (1938).

Marchesani, O.: Brachydaktylie und angeborene Kugellinse als Systemerkrankung. Klin. Mbl. Augenheilk. **103**, 247 (1940).

Matti, H.: Untersuchungen über die Wirkung experimenteller Ausschaltung der Thymusdrüse. Mitt. Geb. Med. Chir. **24**, 665 (1912).

Menckhoff: Z. orthop. Chir. **50**, 285 (1928). Zit. nach Eckhardt.

Menees and Leland: The ossification in the extremities of the new-born. Amer. J. Roentgenol. **28** (1932).

Menzel, W.: Zur Kenntnis der Laurence-Moon-Biedlschen Krankheit. Erbarzt **7**, 139 (1939).

Meyer, H. F.: A rare osseous dystrophie (Morquio). Amer. J. Dis. Child. **43**, 123 (1932).

Milman, D. H., and H. Bakwin: Ossification of the metacarpal and metatarsal centers as a measure of maturation. J. Pediat. **36**, 617—620 (1950).

Mohr, O., u. C. Wriedt: A new type of hereditary brachyphalangy in man. Publ. Carnegie-Inst. Wash. **1919**, 295.

Moll, H.: Die Methoden zur praktischen Auswertung von Größe und Gewicht beim wachsenden Kinde, in: Coerper-Hagen-Thomae: Deutsche Nachkriegskinder. Stuttgart: Georg Thieme 1954.

—, u. F. Schmid: Radiologische Grundzüge der atypischen Rachitisformen. Z. Kinderheilk. **80**, 469 (1958).

Müller, H.: Über die sogenannten primären Lipoidosen. Z. Kinderheilk. **59**, 476 (1938).

— J. H.: Die Styloidosis ulnae asepticans. Röntgenpraxis **13**, 419 (1941).

— K. A.: Heutiger Stand der Anschauung über das sogenannte Os naviculare bipartitum. Diss. Heidelberg 1939.

— W.: Die angeborenen Fehlbildungen der menschlichen Hand. Leipzig: Georg Thieme 1937.

Munk: Die Kerngrößen der Handwurzelknochen und des distalen Unterarmabschnittes bei normalwüchsigen Kindern von der Geburt bis zur Pubertät. Arch. Kinderheilk. **80/81**, 185 (1927).

Neideck, J.: Über Myositis ossificans im Kindesalter. Z. Kinderheilk. **42**, 427 (1926).

Neurath, R.: Die vorzeitige Geschlechtsentwicklung. Ergeb. inn. Med. Kinderheilk. **4**, 46 (1909) (ausführliches Literaturverzeichnis).

Nievergelt, K.: Ungewöhnliches, familiäres Mißbildungssyndrom beider Hände. Arch. Klaus-Stift. Vererb.-Forsch. **19**, 197 (1944).

Odermatt, W.: Die epiphysäre Frühreife. Schweiz. med. Wschr. **55**, 474 (1925).

Opitz, H.: Adipositas-Gigantismus. Kinderärztl. Prax. **4**, 549 (1933).

Pagani-Cesa, A.: Deviazioni antropometriche nei bambini rachitici dell'eta di 1, 3, 5, anni. Riv. Clin. pediat. **24**, 749 (1926).

Pèhu: Alternations osseouses et maladies sanguines dans l'enfance. Schweiz. med. Wschr. **1936 II**, 1007.

Peritz, G.: Der Infantilismus. Ergebn. inn. Med. Kinderheilk. **7**, 405 (1911).

Perthes, G.: Über Spalthand. Dtsch. Z. Chir. **63**, 132 (1902).

Pfaundler, M. v.: Hepatischer Infantilismus. Z. Kinderheilk. **41**, 78 (1926).

Pfitzner, W.: Variationen im Aufbau des Handskelettes. Morph. Arb. **4**, H. 3, 347 (1895).

— Zit. Grashey, Lehmanns Atlanten typischer Röntgenbilder. Bd. V, S. 166.

Pick, L.: Der Morbus Gaucher und die ihm ähnlichen Erkrankungen. Erg. inn. Med. **29**, 519 (1926).

Plaut, H.: Röntgenuntersuchung über Knochenkernbildung bei Rachitis. Z. Kinderheilk. **38**, 540 (1924).

Pol, R.: In Schwalbe-Gruber, Die Morphologie der Mißbildungen des Menschen und der Tiere. III. Teil, Die Einzelmißbildungen. Jena: Gustav Fischer 1937.

Politzer: Über Mißbildung des Hand- und Fußskelettes und über ihre formale Genese. Fortschr. Röntgenstr. **1931**, 43.

Pontieri, F.: Considerazioni sull'importanze dei segni osteologici d'immaturite dei neonati. Med. ital. **20**, 550 (1939).

Prader, A., u. F. Perabo: Körperwachstum, Knochen- und Zahnentwicklung bei den endokrinen Erkrankungen im Kindesalter. Helv. paediat. Acta **7**, 517 (1952).

Preiswerk: Ein Beitrag zur Osteogenesis imperfecta (Vrolik). J. Kinderheilk. **76**, 40 (1912).

Priesel, A.: Tuberkulose der Knochen, Gelenke und Lymphknoten. Handbuch der Kindertuberkulose, Bd. I, S. 739. Leipzig 1931.

—, u. Wagner: Wachstum und Entwicklung diabetischer Kinder. Klin. Wschr. **1927 II**, 1892.

Prüsener: Hypophysäre Wachstumshemmung mit Kachexie beim Kinde. Z. Konst.-lehre **17**, H. 2.

Pryor, J. W.: Development of bones of hand as shown by x-ray method. Bull. St. Coll. Kentucky, Ser. II, , No 5 (1905).

Pryor, J. W.: The Chronology and order of ossification of the bones of the human carpus. Bull. Univ. Kentucky 1 (1908).
— Some observations on the ossification of the bones of the hand. Bull. Univ. Kentucky 8, 1 (1916).
— Die bilaterale Symmetrie bei der Ossifikation. Amer. J. Anat. 58, 87 (1936).
Pyle, Mann u. a.: A substitute for skeletal age (Todd) for clinical use: The red graph method. J. Pediat. 32, 125 (1948).
Rambaud u. Renault: Origine et developement des os. Paris 1864.
Reilly: Some endocrine observations on advanced ossification in children. Endocrinology 18, 117 (1934). Ref. Zbl. ges. Kinderheilk. 29 (1934).
Reiss and Kato: Gauchers disease. Amer. J. Dis. Child. 43, 365 (1932).
Rhonheimer: Die chronischen Gelenkerkrankungen des Kindesalters. Ergebn. inn. Med. Kinderheilk. 18, 31 (1920).
Rieder, H.: Eine Familie mit dreigliedrigem Daumen. Z. Morph. u. Anthrop. 2, 177 (1900).
Roberts, E.: Hereditary hyperphalangism of the thumb. J. Hered. 34, 291 (1943).
Rochlin, D.: Die Pathologie der Verknöcherung der Extremitäten bei Erkrankungen der endokrinen Drüsen. Vestn. Rentgenol. Radiol. 4, 311 (1926).
Rössle: Wachstumspathologie des Kindesalters. Mschr. Kinderheilk. 24, 641 (1923).
Rosenblüth, A.: Längen- und Massenwachstum schwachsinniger Kinder. Z. Kinderheilk. 46, 548 (1928).
Rosenstern, J.: Über temporäre Disharmonien der körperlichen Entwicklung im Kindesalter. Kinderärztl. Prax. 4, 18 (1933).
Rotch, T. M.: Comparison in boys and girls of height, weight and epiphyseal development. Trans. Amer. pediat. Soc. 22, 36—38 (1910).
Ruckensteiner: Die normale Entwicklung des Knochensystems im Röntgenbild. Radiol. Praktika 15. Leipzig: Georg Thieme 1931.
Rudder, B. de: Simmondssche hypophysäre Kachexie im Kindesalter. Z. Kinderheilk. 50, 113 (1931).
— Über die „Phosphatiddiathese“ und ihr Verhältnis zur Dysostosis multiplex und Dysostosis Morquio. Z. Kinderheilk. 55, 470 (1933).
Ruotsalainen, A.: Über Wachstumsverhältnisse der finnischen Volksschulkinder. Acta paediat. (Uppsala) 27, 374 (1940).
Sachs, M.: Familial brachyphalangy. Radiology 35, 622 (1940).
Saupe: Beitrag zur Mèlorhèostose. Klin. Wschr. 11, 1183 (1932).
Sawtell, R. O.: Ossification and growth of children from one to eight years of age. Amer. J. Dis. Child. 37, 61 (1929).
Schade, H.: Zur endogenen Entstehung von Gliedmaßendefekten. Z. Morph. u. Anthrop. 36, 375 (1937).
Schäfer, H.: Zur röntgenologischen und klinischen Bedeutung der Pseudoepiphysenbildung am kindlichen Handskelet. Kinderärztl. Prax. 20, 77 (1952).
Schinz, Baensch, Friedl: Lehrbuch der Röntgendiagnostik, 5. Aufl. Leipzig: Georg Thieme 1952.
Schmid, F.: Norm und Variationsbreite der Handwurzelkernentwicklung. Z. Kinderheilk. 65, 646 (1948).
— Die Handskeletossifikation als Indikator der Entwicklung. Ergebn. inn. Med. Kinderh eilk. N.F. 1, 176—246 (1949).
— Das Handskelett bei frühinfantilen Affektionen des Zentralnervensystems. Fortschr. Röntgenstr. 86, 239 (1957).
— Eine juvenile Osteomalazie der Kleinfingerendphalange. Fortschr. Röntgenstr. 86, 766 (1957).
—, u. L. Halden: Die postfetale Differenzierung der Extremitätenknochenkerne. Fortschr. Röntgenstr. 71, 975 (1949).
—, u. E. Hoffmann: Die metrische Beurteilung der Handlänge. Fortschr. Röntgenstr. 88, 450 (1958).
— N. Homma u. E. Hoffmann: Zusammenhänge zwischen Handwurzelkernentwicklung und Körperlänge. Fortschr. Röntgenstr. 88, 447 (1958).
—, u. F. Junker: Die Brachymesophalangie des Kleinfingers. Z. Kinderheilk. 68, 399 (1950).
—, u. A. Künle: Das Längenwachstum der langen Röhrenknochen in bezug auf Körperlänge und Lebensalter. Fortschr. Röntgenstr. 89, 350 (1958).
Schwandtke, D.: Beitrag zur Kenntnis über Mißbildungen der oberen Extremitäten. Z. Anat. Entwickl.-Gesch. 108, 719 (1938).
Schwartzer, K.: Der hypophysäre Zwergwuchs im Kindesalter. Ergebn. inn. Med. Kinderheilk. 53, 285 (1940).
Schütz, H.: Konstitutionelle Verhältnisse bei kindlicher Fettsucht mit besonderer Berücksichtigung des Adipositas Gigantismus. Arch. Kinderheilk. 112, 113 (1941).
Seelemann, K.: Brachydaktylie und angeborene Kugellinse. Z. Kinderheilk. 67, 1 (1949).
Selye, H.: On the stimulation of new-bone formation with parathyreoid extract on inadiated ergosterol. Endocrinology 16, 547 (1932).

SHAFAR, J.: Hereditary short digits. Brit. J. Radiol. **14**, 396 (1941).

SHELTON, E. K.: Roentgenographic studies in normal osseous development. J. Amer. med. Ass. **96**, 759 (1931).

— Osseous development as an index of metabolic speed. Amer. J. Dis. Child. **48**, 1097 (1934).

SHEPARDSON, H. C.: The importance of roentgenographic studies of osseous development in endocrine diagnosis. Radiology **26**, 685 (1936).

SHUTTLEWORTH, F. K.: Sexual maturation and the skeletal growth of girls age six to nineteen. Monogr. Soc. Res. Child Develop. **3**, No 5 (1938),

SIEGERT, F.: Atlas der normalen Ossifikation der menschlichen Hand. Fortschr. Röntgenstr. Erg.-Bd. 47.

— Der Mongolismus. Ergebn. inn. Med. Kinderheilk. **6**, 565 (1912).

— Myxödem im Kindesalter. Ergebn. inn. Med. Kinderheilk. **6**, 601 (1912).

— Der chondrodystrophische Zwergwuchs. Ergebn. inn. med. Kinderheilk. **8**, 64 (1912)

SIMMONS, K., and W. W. GREULICH: Menarchial age and the height, wheigt, and skeletal. age of girls age seven to seventeen years. J. Pediat. **22**, 518 (1943).

SONTAG, L. W., D. SNELL and M. ANDERSON: Rate of appearance of ossification centers from birth to the age of five years. Amer. J. Dis. Child. **58**, 949 (1939).

STAPFF, R.: Über eine Familie mit erblicher Syn- und Polydaktylie (Hyperphalangia pollicis). Fortschr. Röntgenstr. **34**, 531 (1926).

STARCK, D.: Embryologie. Stuttgart: Georg Thieme 1955.

STEFKO, W.: Zur Lehre über den dystrophischen Infantilismus. Z. Konstit.-lehre **19**, 610 (1929).

STEINITZ, H.: Calcinosis circumscripta („Kalkgicht") und Calcinosis universalis. Ergebn. inn. Med. Kinderheilk. **39**, 216 (1931).

STETTNER, E.: Ossifikation des Handskelettes. Arch. Kinderheilk. **68**, 342, 439 (1920); **69**, 27 (1921).

— Ossifikationsstudien am Handskelett. Z. Kinderheilk. **51**, 435 (1931).

— Über Pseudoepiphysen des Handskelettes. Z. Kinderheilk. **51**, 459 (1931).

— Normaldaten für die Entwicklung der Knochenkerne. Kinderärztl. Prax. **1935**, 105.

STROER, W. F. H.: Die Extremitätenmißbildungen und ihre Beziehungen zum Bauplan der Extremitäten. Z. Anat. Entwickl.-Gesch. **108**, 136 (1938).

— Familiäres Auftreten von Reihen erblicher Hand- und Fußabweichungen. Erbarzt **3**, 22 (1936).

STUART, H. C., and S. S. STEVENSON: Physical growth and development. In W. E. NELSON, Textbook of Pediatrics. Philadelphia and London: W. B. Saunders Company 1955.

SUMMERFELDT, PEARL and BROWN: Morquios disease. Arch. Dis. Childh. **11**, 221 (1936).

SWOBODA, W.: Das Skelett des Kindes. Stuttgart: Georg Thieme 1956.

— u. H. WIMBERGER: Röntgenologische Handlängenmessung als Kriterium für das Körperlängenwachstum. Arch. Kinderheilk. **148**, 31 (1954).

THOENES, F.: Zur Frage des „hepatischen Infantilismus". Mschr. Kinderheilk. **48**, 515 (1930).

— Die Bedeutung des Röntgenbildes für die Klinik derjenigen Kinderkrankheiten, die am Skelettsystem deutliche Zeichen hervorrufen oder das Skelettsystem betreffen. In ENGEL u. SCHALLs Handbuch der Röntgendiagnostik und -Therapie im Kindesalter, S. 88. Leipzig: Georg Thieme 1933.

—, u. W. GRUSOW: Zur Frage der „Rachitis hepatica". Mschr. Kinderheilk. **67**, 134 (1936).

—, u. C. HÜNERMANN: Die Erkrankungen des Skelettsystems. In ENGEL u. SCHALL, S. 43.

THOMAS, E.: Über riesenwuchsähnliche Zustände im Kindesalter. Z. Kinderheilk. **5**, 401 (1912).

THOMSEN, O.: Einige Eigentümlichkeiten der erblichen Poly- und Syndaktylie beim Menschen. Acta med. scand. **65**, 609 (1927).

TODD, T. W.: Atlas of skeletal maturation. St. Louis 1937.

TOENISSEN, E., u. H. v. HECKER: Überfunktion der Epithelkörperchen und Recklinghausensche Knochenkrankheit. Klin. Wschr. **1932I**, 940.

UKITA, T., and K. HATAI: The development of the bone nuclei of the carpal bones of Chinese children. J. orient. Med. **10**, 28 (1929).

ULLRICH, O.: Die Pfaundler-Hurlersche Krankheit. Ergebn. inn. Med. Kinderheilk. **63**, 929 (1943).

— Neue Einblicke in die Entwicklungsmechanik multipler Abartungen. Klin. Wschr. **17**, 185 (1938).

— Morbus Gaucher im Säuglingsalter. Kinderärztl. Prax. **13**, 143 (1942).

—, u. BISWANGER: Über die „Dysostosis multiplex" (Typus Hurler) und ihre Beziehungen zu anderen Konstitutionsanomalien. Z. Kinderheilk. **55**, 470 (1933).

VEIT, G.: Über familiäres Vorkommen von Oligodaktylie, gleichzeitig ein Beitrag zur genetischen Stellung der Oligodaktylie innerhalb der Handmißbildungen. Z. menschl. Vererb.- u. Konstit.-Lehre **23**, 620 (1939).

VELLGUTH: Amniogene Mißbildungen? Erbarzt **1937**, 6.

VOGT, D.: Über den gegenwärtigen Stand der Akzeleration in Bayern. Arch. Kinderheilk. **159**, 141 (1959).

— E. C., and V. S. VICKERS: Osseous growth and development. Radiology **31**, 441 (1938).

WEGELIN, C.: Über eine erbliche Mißbildung des kleinen Fingers. Berl. klin. Wschr. **1917**, 283.

WEINERT, P.: Ein Beitrag zur Frage der Pseudoepiphysen. Anat. Anz. **99**, 1 (1952).

Werthemann, A.: Die Entwicklungsstörungen der Extremitäten. Berlin-Göttingen-Heidelberg: Springer 1952.

Weyers, H.: Zur Kenntnis der Chondroektodermaldysplasie (Ellis- van Creveld). Z. Kinderheilk. **78**, 111 (1956).

Wieland: Spezielle Pathologie des Bewegungsapparates im Kindesalter. In Brüning-Schwalbes Handbuch der Pathologie des Kindesalters, Bd. 2. 1913.

Wilkins, L.: The rates of growth, osseous development and mental development in cretins as a guide to thyroid treatment. J. Pediat. **12**, 429 (1938).

Willich, E.: Das Röntgensymptom der metaphysären Aufhellungslinien im Säuglingsalter. Fortschr. Röntgenstr. **88**, 635 (1958).

Wilms u. Sick: Die Entwicklung der Extremitätenknochen von der Geburt bis zum vollendeten Wachstum. Fortschr. Röntgenstr. **29** (1902).

Wilson, J. C., and F. M. McKeever: Bone growth disturbance following hematogenous acute osteomyelitis. J. Amer. med. Ass. **107**, 1188 (1936).

Wimberger, H.: Klinisch radiologische Diagnostik von Rachitis, Skorbut und Lues im Kindesalter. Ergebn. inn. Med. Kinderheilk. **28**, 307 (1925).

Windholz: Osteosclerosis fragilis generalisata (Marmorknochenkrankheit) mit periostaler Knochenneubildung. Z. Kinderheilk. **51**, 708 (1931).

Zeder, E.: Über Progerie, eine seltene Form des hypophysären Zwergwuchses mit diffuser Sklerodermie. Mschr. Kinderheilk. **81**, 167 (1939).

Zeller, W.: Konstitution und Entwicklung. Göttingen: Psychologische Rundschau 1952.

Zimmer: Über einen Fall einer eigenartigen seltenen Knochenerkrankung. Osteopathia hyperostotica-Mèlorhèostose. Bruns' Beitr. klin. Chir. **140**, 75 (1937).

Zimmermann: Über Dysostosis cleidocranialis. Arch. Kinderheilk. **107**, 21 (1935).